助力乡村振兴
出版计划

【现代乡村社会治理系列】

乡村医疗与卫生操作指南

主　　编　丁长明

编写人员　张　柯　王　蕾　张玫媚

　　　　　魏　唯　胡　焱

时代出版传媒股份有限公司
安徽科学技术出版社

图书在版编目（CIP）数据

乡村医疗与卫生操作指南 / 丁长明主编. --合肥:安徽科学技术出版社,2024.1

助力乡村振兴出版计划.现代乡村社会治理系列

ISBN 978-7-5337-8720-2

Ⅰ.①乡… Ⅱ.①丁… Ⅲ.①农村-医疗卫生服务-中国-指南 Ⅳ.①R199.2-62

中国版本图书馆 CIP 数据核字(2022)第 254445 号

乡村医疗与卫生操作指南　　　　　　　　　　　　　　　　主编　丁长明

出版人：王筱文　选题策划：丁凌云　蒋贤骏　余登兵　责任编辑：李志成
责任校对：沙　莹　责任印制：梁东兵　　　　　　　　装帧设计：武　迪
出版发行：安徽科学技术出版社　　　　http://www.ahstp.net
（合肥市政务文化新区翡翠路 1118 号出版传媒广场,邮编:230071）
　　电话：(0551)63533330
印　　制：合肥华云印务有限责任公司　　电话:(0551)63418899
（如发现印装质量问题,影响阅读,请与印刷厂商联系调换）

开本：720×1010　1/16　　印张：8　　字数：100 千
版次：2024 年 1 月第 1 版　　印次：2024 年 1 月第 1 次印刷

ISBN 978-7-5337-8720-2　　　　　　　　　定价：30.00 元

"助力乡村振兴出版计划"编委会

主 任
查结联

副主任

陈爱军　罗　平　卢仕仁　许光友
徐义流　夏　涛　马占文　吴文胜
　　　　董　磊

委 员

胡忠明　李泽福　马传喜　李　红
操海群　莫国富　郭志学　李升和
郑　可　张克文　朱寒冬　王圣东
　　　　刘　凯

【现代乡村社会治理系列】

[本系列主要由安徽农业大学组织编写]

总主编：马传喜

副总主编：王华君　孙　超

出版说明

　　"助力乡村振兴出版计划"（以下简称"本计划"）以习近平新时代中国特色社会主义思想为指导，是在全国脱贫攻坚目标任务完成并向全面推进乡村振兴转进的重要历史时刻，由中共安徽省委宣传部主持实施的一项重点出版项目。

　　本计划以服务乡村振兴事业为出版定位，围绕乡村产业振兴、人才振兴、文化振兴、生态振兴和组织振兴展开，由《现代种植业实用技术》《现代养殖业实用技术》《新型农民职业技能提升》《现代农业科技与管理》《现代乡村社会治理》五个子系列组成，主要内容涵盖特色养殖业和疾病防控技术、特色种植业及病虫害绿色防控技术、集体经济发展、休闲农业和乡村旅游融合发展、新型农业经营主体培育、农村环境生态化治理、农村基层党建等。选题组织力求满足乡村振兴实务需求，编写内容努力做到通俗易懂。

　　本计划的呈现形式是以图书为主的融媒体出版物。图书的主要读者对象是新型农民、县乡村基层干部、"三农"工作者。为扩大传播面、提高传播效率，与图书出版同步，配套制作了部分精品音视频，在每册图书封底放置二维码，供扫码使用，以适应广大农民朋友的移动阅读需求。

　　本计划的编写和出版，代表了当前农业科研成果转化和普及的新进展，凝聚了乡村社会治理研究者和实务者的集体智慧，在此谨向有关单位和个人致以衷心的感谢！

　　虽然我们始终秉持高水平策划、高质量编写的精品出版理念，但因水平所限仍会有诸多不足和错漏之处，敬请广大读者提出宝贵意见和建议，以便修订再版时改正。

本册编写说明

2021 年 2 月 25 日，习近平总书记在全国脱贫攻坚总结表彰大会上庄严宣告，我国脱贫攻坚战取得了全面胜利。然而，脱贫摘帽不是终点，而是新的征程上的新的奋斗起点。现阶段，我国正处于脱贫攻坚与乡村振兴的历史交会期，减贫振兴政策的叠加期、交接期。党中央高度重视人民群众的健康福祉，始终坚持把人民健康放在优先发展的战略地位，推进乡村振兴与贯彻落实新时代党的卫生与健康工作方针有机结合，切实把"以基层为重点"落到实处，推动基层卫生健康高质量发展，促进健康中国建设。

鉴于此背景，我们编写了这本《乡村医疗与卫生操作指南》。本书重点突出新时期乡村医疗卫生工作中的实践技能操作规范，培养乡村医疗卫生管理与从业人员的实际操作技能，有效提高乡村卫生公共服务能力，主要包括新时期乡村公共医疗卫生政策解读与医疗资源配置、职业规范、卫生医疗技术管理人才培养、典型案例分析及存在的问题与对策等，紧密贴合地域实际，力求针对性、实用性和可操作性。

本书的几位编者均是公立医院工作人员，长期从事医疗机构乡村振兴专项工作或医疗卫生、健康促进、基本医疗保障等工作，能够准确把握习近平总书记关于"三农"工作重要论述以及关于实施乡村振兴战略的重要讲话精神，以"健康乡村建设成就、基层卫生医疗机构建设、乡村医生队伍建设、基本医疗保障、疾病诊疗与慢性病管理"等五个方面为切入点，帮助指导与教育引导相结合，既宣讲中央精神、解读政策文件，也阐述说明乡村医疗与卫生操作时所需的科学常识，为加强乡村医疗卫生体系建设，提升乡村基本医疗服务水平和公共卫生服务能力，促进基层卫生事业高质量发展提供力所能及的帮助。

目　录

第一章 从脱贫攻坚到乡村振兴： 健康乡村建设成就

贫困是人类社会发展的顽疾。返贫、治贫始终是国家安定与发展的一件大事。中国特色社会主义奋斗目标，在于消除绝对贫困、改善民生、全面建成小康社会，最终实现共同富裕。2012年底，党的十八大召开后不久，党中央突出强调，"小康不小康，关键看老乡，关键在贫困的老乡能不能脱贫"，承诺"决不能落下一个贫困地区、一个贫困群众"，拉开了新时代精准扶贫、脱贫攻坚的序幕。2015年，中共中央、国务院出台《关于打赢脱贫攻坚战的决定》，进一步提出确保农村贫困人口实现脱贫，贫困县全部摘帽，解决区域性整体贫困的更高要求和目标。在贫困治理措施上，划定了14个连片特困地区，确定了832个贫困县作为重点扶贫对象，提出坚持精准方略，因人因地施策，因贫困原因和类型施策，确保到2020年贫困地区和贫困群众同全国一道迈入全面小康社会。这一阶段采取了许多具有原创性、独特性的扶贫举措，组织实施了人类历史上规模最大、力度最大、影响最深的脱贫攻坚战。

2017年，随着党的十九大胜利召开，脱贫攻坚被列为实现全面建成小康社会三大攻坚战之一，包括卫生健康系统在内的国家各级管理部门出台了一系列针对农村的乡村振兴战略规划。经过八年的持续奋斗，近1亿农村贫困人口摆脱贫困，832个贫困县和12.8万个贫困村全部脱贫摘帽，完成了全面建成小康社会的目标任务；2019年，中央一号文件《中共中央 国务院关于坚持农业农村优先发展做好"三农"工作的若干意见》中指出，"做好脱贫攻坚与乡村振兴的衔接，对摘帽后的贫困县要通过实

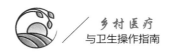
施乡村振兴战略巩固发展成果"，国家政策侧重点由脱贫攻坚逐渐向乡村振兴过渡；2020 年，中央一号文件《中共中央　国务院关于抓好"三农"领域重点工作确保如期实现全面小康的意见》提出"抓紧研究制定脱贫攻坚与实施乡村振兴战略有机衔接"。党中央关于脱贫攻坚与乡村振兴的一系列重要部署，标志着脱贫攻坚进入关键阶段，乡村振兴进入有序起步阶段。在全面建设社会主义现代化国家、脱贫攻坚、乡村振兴的阶段性新征程中，党中央高度重视人民群众的健康福祉，始终坚持把人民健康放在优先发展的战略地位，将推动乡村振兴与贯彻落实新时代党的卫生与健康工作方针有机结合，切实把"以基层为重点"落到实处，推动基层卫生健康高质量发展，促进健康中国建设，先后出台了《中华人民共和国基本医疗卫生与健康促进法》《中华人民共和国乡村振兴促进法》《"健康中国 2030"规划纲要》等有关规定。2022 年，国家卫生健康委员会发布《卫生健康系统贯彻落实以基层为重点的新时代党的卫生与健康工作方针若干要求》，从加强基层卫生健康工作组织管理、加大基层投入和帮扶力度、提高服务效果，以及监测评估等方面，对卫生健康系统持续贯彻落实"以基层为重点"提出 14 条要求。乡村医疗逐渐成为基层医疗卫生健康、乡村振兴促进的关键词。

▶ 第一节　乡村医疗的政策支持

2021 年 4 月 29 日《中华人民共和国乡村振兴促进法》在第十三届全国人民代表大会常务委员会第二十八次会议审议通过，共十章七十四条。乡村振兴战略以乡村振兴促进为落脚点，做出了"强化农村公共卫生服务""推进健康乡村建设"的重要部署。

一 脱贫攻坚以来乡村健康工作现状和进展

人才支撑体系方面，以队伍建设为主。各级人民政府采取措施加强乡村医疗卫生队伍建设，通过建立村－乡－县职业发展机制，支持人才参加培训、进修，培养农村订单定向医学生，鼓励吸引医师到县级医疗卫生机构执业、开办乡村诊所、普及医疗卫生知识，提高乡村医疗卫生服务能力。

生态保护方面，以硬件设施改善为主。各级人民政府建立多方参与的共建共管共享机制，制定农村水系综合整治、因地制宜推广卫生厕所和简便易行的垃圾分类、无障碍设施建设、清洁能源和可再生能源利用措施，持续改善农村人居环境。

组织建设方面，地方各级人民政府健全农村社会治安防控体系，健全农村公共安全体系，强化农村公共卫生安全管理责任。

城乡融合方面，主要侧重于资源配置，包括基本公共卫生服务均等化及医疗保障资源优化配置，医疗卫生、社会保障等资源向农村倾斜，提升乡村基本公共服务水平，推进城乡基本公共服务均等化；国家支持农民按照规定参加城乡居民基本养老保险、基本医疗保险，鼓励具备条件的灵活就业人员和农业产业化从业人员参加职工基本养老保险、职工基本医疗保险等社会保险，同时大力支持发展农村普惠性养老服务和互助型养老。

二 健康乡村服务体系建设

目前，在乡村卫生健康服务空白点已经消除的基础上，统筹推进乡村卫生健康服务体系建设，满足群众多样化的健康需求，意在为乡村振兴提供建设主力军，同时也可让人民群众享受到健康成果。健康乡村建

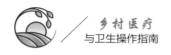
设是实施健康中国与乡村振兴战略的必经之路。健康乡村建设的逻辑在于以健康为中心的价值取向、农村健康体系的制度性重建,以及城乡健康资源的一体化配置要求。

在一定时期内,我国乡村地区的心脑血管疾病、慢性呼吸系统疾病、糖尿病、肿瘤、慢性肾病等慢性非传染性疾病的发病率仍较高,对乡村地区居民生活质量和生命健康的威胁加剧,医药费用负担将增大。为此,医疗保障乃至综合性保障政策需要更加科学、精准、公平、可持续,公共卫生服务能力需要提高。乡村卫生健康服务体系迫切需要最大化地发挥医疗资源效能,提质增效,实现方便就医、安心用药。因此,我国健康乡村建设的核心任务包括乡村健康环境体系建设、乡村健康政策体系建设、乡村卫生服务供给体系建设、乡村医疗保障体系建设,以及乡村健康行为与观念体系建设。

三 健康政策融入乡村振兴

2016 年,在全国爱卫会倡导下,中共中央、国务院推动开展的健康村镇建设运动,改善农民生活方式和行为习惯,提升农民健康素质,加强农民健康教育,整治农村环境卫生,完善农村基础设施和医疗卫生服务,保障食品和供水安全。2016 年出台的《"健康中国 2030"规划纲要》还强调要编制健康村镇发展规划,加强健康村镇建设监测与评价。2018 年 9 月,中共中央、国务院印发《乡村振兴战略规划(2018—2020 年)》,明确提出推进健康乡村建设。

2019 年,习近平总书记在重庆考察并主持召开解决"两不愁三保障"突出问题座谈会上强调,基本医保、大病保险、医疗救助是防止老百姓因病返贫的重要保障,这个兜底作用很关键。当前因病致贫仍排在中国农村贫困诱因的首位,无法承担相应的医疗费用成为阻碍农民健康的关键因素,因此健全以基本医疗保障为主体、多种形式健康保险为补充的医疗保障体系成为健康乡村建设的重要一环。因病返贫、因病致贫是扶贫的主攻方向,这是一项长期的、不随 2020 年消灭绝对贫困就会消失的工作任务,需要长效的综合治理和"靶向治疗",可见,以人民健康为中心,把健康融入乡村振兴全局,体现了以改善人群健康和健康公平为目标的公共政策导向,是巩固拓展健康扶贫成果与乡村振兴有效衔接的必要举措。这一论断无疑为健康乡村建设提供了政策引导,为健康乡村建设指明了道路。党的十八大以来健康乡村建设相关政策见表 1–1。

表 1–1　党的十八大以来健康乡村建设相关政策

发布时间	文件名称	要点
2015 年 1 月	《国务院关于进一步加强新时期爱国卫生工作的意见》	深入推进国家卫生乡镇创建,加快卫生基础设施建设,健全卫生管理长效机制,促进人居环境质量整体提升
2016 年 7 月	全国爱卫会《关于开展健康城市健康村镇建设的指导意见》	改善农村基础设施条件、加强农村改水改厕、深入开展环境卫生整洁行动、加强农村医疗卫生服务、提高群众文明卫生素质是健康村镇建设的重点任务
2016 年 10 月	中共中央、国务院《"健康中国 2030"规划纲要》	健康城市和健康村镇建设是推进健康中国建设的重要抓手,编制实施健康城市、健康村镇发展规划,加强健康城市、健康村镇建设监测与评价
2016 年 12 月	国务院《"十三五"卫生与健康规划》	推进健康村镇建设,提高农村居民卫生素质和健康水平
2017 年 1 月	国务院《"十三五"推进基本公共卫生服务均等化规划》	开展健康城市、健康村镇建设
2017 年 4 月	全国爱卫会《2017 年全国爱国卫生工作要点》	督促各地开展健康村镇建设试点工作,指导地方探索开展健康村镇建设效果评价
2018 年 9 月	中共中央、国务院《乡村振兴战略规划(2018—2022 年)》	增加农村公共服务供给,推进健康乡村建设

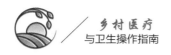

续表

发布时间	文件名称	要　　点
2018年10月	国家卫健委等3部委《健康扶贫三年攻坚行动实施方案》	全面推进"将健康融入所有政策"，统筹推进健康乡村健康促进工作，探索建立健康影响评价制度
2019年5月	国家卫健委等4部门《关于做好2019年农村贫困人口大病专项救治工作的通知》	农村贫困人口大病专项救治病种数量增加到25种，将耐多药结核病、脑卒中、慢阻肺、艾滋病机会感染新增纳入农村贫困人口大病专项救治病种，对符合条件的贫困结核病患者按照规定给予基本生活救助和医疗救助
2021年6月	国家卫健委等13部门《关于巩固拓展健康扶贫成果同乡村振兴有效衔接的实施意见》	明确了巩固基本医疗有保障成果、推进同乡村振兴有效衔接的主要思路、目标和措施，并对组织实施提出了要求
2022年5月	中共中央办公厅、国务院办公厅《乡村建设行动实施方案》	实施农村基本公共服务提升行动，提高农村居民享受公共服务可及性、便利性
2023年2月	中共中央办公厅、国务院办公厅《关于进一步深化改革促进乡村医疗卫生体系健康发展的意见》	强化县域内医疗卫生资源统筹和布局优化；发展壮大乡村医疗卫生人才队伍；改革完善乡村医疗卫生体系运行机制
2023年3月	国家卫健委等3部门《关于做好县域巡回医疗和派驻服务工作的指导意见》	加强基层卫生信息化建设，提高工作效率，减轻医务人员工作负担

▶ 第二节　乡村健康建设新成就

健康脱贫攻坚战是以人才培养、资金投入、项目建设为抓手，以县级医院能力建设、县乡村一体化机制建设、乡村卫生室标准化建设为重点，着力提升贫困地区的医疗卫生水平，改善贫困地区的基本医疗、药品供应、医疗保障情况,有效解决因病致贫返贫问题。

一 脱贫攻坚以来乡村健康工作现状和进展

1.乡村健康工作措施和现状

基于我国乡村振兴战略提出的"产业兴旺、生态宜居、乡风文明、治理有效、生活富裕"总要求,近年来通过强化县域统筹、加快构建紧密型县域医共体,健全投入机制、加大中央财政和中央预算内投资对乡村医疗卫生体系建设的支持力度,城市支援健康乡村建设、深化医疗卫生对口帮扶等工作措施,进一步完善乡村医疗卫生体系运行机制,推动健康乡村建设。

目前,从农村卫生服务的供给情况看,农村居民医疗资源的可及性大大提高,且得益于脱贫攻坚的顺利实施,农村"有病难医"的情况整体上得以改善。每个行政村基本配备乡村医生,农村药店(包括药铺)因其分布灵活、购买便利的特点,可以为广大农村居民提供日常药品服务,从而成为村卫生室、乡镇卫生院、县医疗机构以外的基层医疗服务供给力量。但接近八成的行政村并无专门从事接生工作的人员,与实现城乡基本卫生服务均等化目标仍有一定距离。

从农村医疗的保障情况看,新农合是当前农村居民最主要的医疗保障选择,但医疗保障的多元化选择较少。

从健康环境的建设情况看,饮水、住房、厕所、生活能源及生活垃圾与污水处理方式等农村人居环境硬件设施逐步改善。但农村居民生活污水处理仍以对生态环境不利的方式为主,这将对整个村庄的人居环境以及农民的健康产生负面影响,也是健康乡村建设今后需要着重发力的一个方面。

从农民健康状况与健康行为看,目前农民的健康状况整体比较理

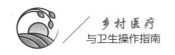
想,超过半数的农民拥有完全的劳动能力与生活自理能力,而完全无法自理的农民仅占少数。长期慢性病是现阶段导致中国农村居民不健康的主要原因。在农民生病却不医治的原因中,家庭经济困难居于首位。近年来,一方面,随着基层公共卫生事业的不断推进,基层医疗卫生服务的可获得性显著提高;另一方面,在社会文明和健康教育的推动下,农民健康意识逐渐增强,健康行为的选择趋于理性,从而使得农村居民的健康状况得以明显改善,形成健康乡村建设的重要助力。

2.乡村健康工作存在的问题

目前,乡村卫生健康事业整体相对滞后,在较长时期内仍存在优质资源短缺、资源布局不合理、服务能力不强、忽视预防康复与卫生应急管理短板、基本医疗服务与公共卫生脱节、医疗保障政策统筹不足等一系列问题,这些问题的解决不能一蹴而就,尤其是在不平衡、不充分的问题依然突出的情况下,一些地区、领域的卫生健康和医疗保障还存在发展不足的问题,为此,在提高服务效能、增强公平性、适应流动性、保证可持续性方面仍需加强,基层基础建设和公共服务能力水平有待提高,医疗服务能力水平和医保基金的平衡问题仍要改善。

(1)优质高效的卫生健康服务体系尚未建立,大健康服务能力不足。乡村卫生健康服务体系中的优质医疗资源短缺,多以简单化的医疗救治为主,健康全周期的服务能力不足,忽视预防、康复等关键阶段和环节,既增加了财政费用和医疗资源负担,也增大了因病致贫返贫的风险隐患,制约了劳动力资源潜力的释放,进而影响当地整体经济社会的发展,阻碍乡村振兴战略的推进。"引进来、留得住"的医疗人才机制尚未形成,乡村地区群众健康第一责任人的意识没有建立,健康乡村的内在活力没有有效激发。

(2)药品供应保障体系较弱,在一定程度上存在品种不齐全、周转运行缓慢等问题。目前，乡村地区的医保目录用药、常用药等供应保障尚可。在实行药品零差价后，存在基层药品供应的补助补偿不足，部分地区药品周转运行较慢，基层群众用药不便捷、品种单一、质量管控弱、没有配送能力等问题。

（3）医疗保障可持续性差、协同效应发挥不够，存在二次救助比例偏小等问题。随着我国人口老龄化趋势日益明显，人民健康需求不断升级，卫生健康成本逐步提高，医疗费用支出持续增长，对医疗保障服务的期待更高。其带来的是政府治理主体负担过重、支出结构不够合理、补充性保障发展滞后，医疗保障制度碎片化、主动预警机制欠缺、化解灾难性医疗支出风险能力不足，人群之间、地区之间的筹资水平、权益水平存在较大差距。

（4）平疫结合的疫情防控体制机制、公共卫生应急管理体系等方面存在明显短板和不足。从新型冠状病毒肺炎疫情的医疗救治与防控经验来看，乡村公共卫生体制尤其薄弱，医疗服务与公共卫生脱节，卫生应急人员缺乏、物资储备不够、卫生应急处置能力不足，缺乏专业的防控力量和有效的防控手段及方案，与复杂多变的公共卫生安全形势的要求不相适应。卫生健康融入乡村综合治理的体制机制还不够健全，需要持续建设。

（5）中医药"简便廉验"的特色优势发挥不足。基层医疗机构的中医药人才仍然短缺，"简便廉验"的中医适宜技术使用不足，基层中医药服务内涵建设仍需加强，服务质量有待进一步提高。

（6）农村主要医疗保障形式偏单一，应对大病情形作用有限。近年来，虽然中国农村基本医疗保障水平明显提升，但农村主要医疗保障形式偏单一，使得一些农民家庭在应对实际医疗（尤其是大病医疗）需求时捉襟见肘。

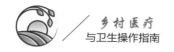
（7）家庭经济困难仍然是阻碍农民健康的重要因素。一方面是未达到全国平均水平的收入能力，另一方面是较高的医疗自费比例，这两重制约也解释了为何受访农民将因病致贫列在了贫困诱因第一位。

二 健康乡村建设进展情况

医疗卫生体系的重要职责就是维护居民健康，维护乡村地区居民健康则是目前健康乡村建设的首要目标。2023年，围绕乡村振兴目标任务，国家卫健委要求各级卫生主管部门坚持大卫生、大健康理念，统筹各方面力量扎实做好定点帮扶工作，并配合相关部门持续推动特殊区域卫生健康事业高质量发展。

完善乡村医疗卫生体系是全面推进健康中国建设的迫切要求，也是全面推进乡村振兴的应有之义。近年来，国家卫健委持续推动乡村医疗卫生体系建设，经过多年发展，农村三级医疗卫生服务网络基本建成，取得了积极进展和成效。截至2022年底，全国2.85万个乡镇共建有乡镇卫生院3.4万个，卫生人员153.1万人。全国48.9万个行政村共建有58.8万个卫生室，工作人员136.7万人。基本实现了乡村医疗卫生机构全覆盖，为提高乡村地区居民健康水平提供了重要保障。

健康乡村建设，可以概括为对脱贫地区在政策供给、资金投入、保障措施上予以倾斜支持，进一步健全防止因病返贫监测帮扶机制，强化巡诊、派驻，确保群众及时获得医疗卫生服务。健康乡村建设的动态进展包括以下几个方面：

1.健康教育和健康促进

2018—2020年，国家卫健委联合国务院原扶贫办开展贫困地区健康促进三年攻坚行动，推动健康教育进乡村、进家庭、进学校，建设健康教育阵地、培养基层健康教育骨干。2021—2025年继续开展脱贫地区健康促进行动,将工作重心由"健康扶贫"转向"健康促进",以农村低保对象、特困人员、易致贫返贫人口和脱贫人口为重点,在脱贫地区大力开展健康知识普及,减少因病返贫,助力乡村振兴。2021年全国农村居民健康素养水平达到22.02%,较2012年提升14.89个百分点。

2.慢性病防治和适宜技术推广

依托乡镇卫生院、村卫生室等基层医疗卫生服务机构,结合"世界卒中日""联合国糖尿病日"等慢性病防治主题宣传日,开展形式多样的宣传教育,广泛宣传慢性病及危险因素防治知识,提高乡村群众健康素养。同时, 联合国家体育总局等部门制定《全民健康生活方式行动方案(2017—2025年)》,大力推进"三减三健"(减盐、减油、减糖、健康口腔、健康体重、健康骨骼)等专项行动,开发推广健康适宜技术和支持工具,增强农村群众维护和促进自身健康的能力, 推进慢性病防治关口前移,提高疾病预防水平。

3.重点病种诊疗水平提升

国家卫健委相继制定发布《中国高血压健康管理规范(2019)》《中国糖尿病健康管理规范(2020)》,以及肺癌、乳腺癌、上消化道癌等7部癌症筛查与早诊早治技术指南, 推进我国重大慢性病筛查工作的规范化、同质化和优质化,不断提升基层医疗卫生机构疾病诊疗水平。同时,以重大慢性病早期筛查干预为切入点,实施重点癌症、心脑血管疾病、慢性阻塞性肺疾病和儿童口腔疾病等中央财政转移支付地方卫生健康项目,探索建立慢性病预防、筛查、诊断、治疗、康复全流程健康管理服务模式。

4.提高急危重症救治能力

国家卫健委联合国家中医药管理局自2018年持续开展 "优质服务基层行"活动,指导基层医疗卫生机构对照标准,积极推动各地乡镇卫生院配备救护车,提高基层医疗急救转运能力,持续增强基层综合医疗救

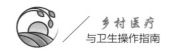

治等能力。截至 2022 年底,全国累计近 2 万家乡镇卫生院达到服务能力标准;截至 2023 年 6 月底,95%以上的乡镇卫生院至少配备 1 辆救护车,适应了广大农村群众医疗急救需求。

5.推动基本公共卫生服务均等化

自 2009 年起,国家按照人均 15 元的标准免费向城乡居民提供国家基本公共卫生服务项目,到 2020 年人均经费标准提高到 74 元。随着人均经费的增长,基本公共卫生服务的内涵也得到拓展,目前包括两部分内容,一是由基层医疗卫生机构提供的 12 类原基本公共卫生服务项目,建立居民健康档案、健康教育、预防接种、儿童健康管理、孕产妇健康管理、老年人健康管理、高血压和 2 型糖尿病等慢性病患者健康管理、严重精神障碍患者健康管理、肺结核患者健康管理、中医药健康管理、传染病和突发公共卫生事件报告和处理、卫生监督协管等;二是 2019 年起从原重大公共卫生服务和计划生育项目中划入的地方病防治、职业病防治、重大疾病与健康危险因素监测等 19 类内容。随着项目的实施和推广,越来越多的居民享受到了基本公共卫生服务,对保障居民的健康起到了积极作用。

三 健康乡村建设新成就

在当前经济社会平稳快速发展的背景下,中国健康领域改革不断推进,逐步实现从"有病难医"到"有病可医""有病敢医",为乡村振兴和全面建成小康社会奠定了坚实基础。

1.总体成果

一是形成了中央统筹、科学谋划、一体部署、整体推进的体制与机制,探索出了一条具有中国特色的健康减贫道路。

二是动态消除了"卫生服务空白点"。基本实现乡村医疗卫生机构、人员配置、基本医疗保障制度全覆盖,推动了基本医疗卫生服务的公平可及、系统连续。截至 2021 年,国家累计投入近 21 亿元支持中西部省份招生培养本科层次定向医学生 7 万余人,3.5 万名定向医学生按照约定到基层履约服务,一批优秀的定向医学生代表已成长为乡镇卫生院负责人。

三是优质医疗资源下移。通过对口支援、联盟协作、技术帮扶等形式,向贫困县及乡村地区延伸和辐射,提升了医疗卫生服务的能力,基本实现了百姓"大病不出省、小病不出县"的目标。截至 2022 年 1 月,实现 832 个贫困县每个县至少有 1 家公立医院,98%的贫困县至少有 1 所二级及以上医院,贫困县县医院收治病种中位数达到全国县级医院整体水平的 90%,患者入出院和手术前后诊断符合率均超过 90%,与全国水平已无显著差异,越来越多的大病在县域内就可以得到有效救治。

四是精准预防。按照大病救治一批、慢性病签约一批、重病兜底保障一批的要求,及时发现、精准救治、应治尽治、有效保障、动态管理,有效预防了因病致贫返贫问题的出现。

五是缓解了看病贵的现状。通过综合开展大病专项救治、医保支付方式改革、药品集中带量采购等,确保人人看得起病;科学引导分级诊疗,压缩药品流通环节的不合理费用,大幅降低了药品价格。

六是推动健康扶贫关口前移。开展爱国卫生运动、健康科普宣传、疾病筛查、传染病防治等,提升重点人群的健康水平,提高乡村地区的整体健康素养。针对重大传染病和地方病,实行一地一策和一病一策,开展综合防治。

2.国家层面:创设卫生健康综合试验区

为推动基层医疗卫生高质量发展,国家创设了基层专项特殊政策"试验区"。2021 年,国家卫健委启动基层卫生健康综合试验区建设工作,

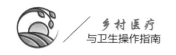
确定山西介休、浙江海盐、安徽濉溪、福建长汀、山东寿光、河南郏县、四川泸县、新疆新源 8 个县市为基层卫生健康综合试验区。同时,印发《基层卫生健康综合试验区建设指导方案》,鼓励各地在完善基层医疗卫生服务体系、加强基层卫生人才队伍建设、提升基层医疗卫生服务能力、创新服务模式、鼓励改革创新等方面积极探索,积累经验,争取有所突破。

3.安徽省:标准化、全覆盖、多举措

2022 年,安徽省财政奖补 3 亿元作为城市社区医疗卫生机构和村卫生室标准化建设民生工程资金,实现 2023 年全部城市社区医疗卫生机构和村卫生室达到标准化建设。同时大力实施乡镇卫生院分类管理和特色专科建设。一类乡镇卫生院以发展临床服务为重点,达到二级综合性医院水平,选建成县域医疗次中心;二类突出重点科室,发展特色专科;三类达到乡镇卫生院设置基本标准。村卫生室按照中心村卫生室和标准化村卫生室分类管理,推进有限资源均衡配置。目前,全省 147 个乡镇卫生院达到二级综合性医院水平,建设特色专科 524 个。与此同时,安徽省积极推进院前急救建设,构建县级急救中心、乡镇院前急救站点、乡镇卫生院三级急救网络。全省设置乡镇卫生院院前急救站点 437 个,建成 50% 的院前急救站点。

在实现中医药服务基层全覆盖方面,推进基层中医药服务标准化建设、推广"十病十方"和"银针试点行动"、建设"智慧中药房"、扩大基层中医药医保报销范围。目前全省各级各类中医院已达 199 所,基本实现"县县都有中医院"。医保中医定点基层机构达 90%,176 项中医医疗服务项目纳入基本医保支付范围,把农民颈肩腰腿痛等慢性疾病解决在基层。

在定向培养乡村医生方面,实施乡村医生免费定向委托培养三年行动,实现村级服务全覆盖。落实基本公共卫生服务补助和基本药物制度补助,为切实保障村医待遇,一般诊疗费提高 1 元/次,村卫生室运行经费

提高到6 000元/年。开展乡镇卫生院编制周转池试点，推进"县招乡聘村用"，稳定发展基层卫生队伍。

在拓宽医疗服务享受渠道方面，安徽省59个县（市）共组建125个紧密型县域医共体，覆盖人口4 500万，县域内基本形成15分钟就医圈、30分钟急救圈，打通了医疗服务"最后一公里"。县域内医保报销比例达到80%以上，就诊率在85%左右，连续两年在全国紧密型县域医共体监测评价中位居全国第二。

4.健康乡村智能化建设取得初步成效

用数字化提高基层医疗卫生服务能力，用智能化赋能乡村振兴健康保障，是乡村振兴的一项基础工程。国务院办公厅《关于促进"互联网+医疗健康"发展的意见》要求，推进远程医疗服务覆盖全国所有医疗联合体和县级医院，并逐步向社区卫生服务机构、乡镇卫生院和村卫生室延伸，提升基层医疗服务能力和效率。国家卫生健康委先后印发《全国基层医疗卫生机构信息化建设标准与规范》等系列文件，推进基于电子健康档案的区域全民健康信息平台标准化建设，积极推动公共卫生、基层医疗卫生等信息系统与区域全民健康信息平台规范连接，实现区域内数据整合共享。2022年，国家卫生健康委发布的数据显示，我国所有的省、85%的市、69%的县建立了区域全民健康信息平台，全国7 000多家二级以上公立医院接入区域全民健康信息平台。在江苏省，截至2023年3月10日，依托全民健康信息平台建设、医疗智能辅诊系统和AI随访系统国家试点项目，该省智能辅诊系统已累计接入879家机构，服务3 930名基层医生，AI随访已覆盖试点区域基层公共卫生服务14项中的11项内容，满足80%以上的随访业务场景。

第二章 乡村医疗卫生建设

▶ 第一节 乡村医疗卫生体系建设

健全完善乡村医疗卫生体系，是筑牢亿万农民群众健康的"第一道防线"，是全面推进乡村振兴的应有之义。党的十八大以来，以习近平同志为核心的党中央高度重视乡村医疗卫生体系建设，从完善基础设施条件、人员队伍建设、机构运行机制等方面采取一系列措施，持续提升乡村医疗卫生服务能力，基本实现了农民群众公平享有基本医疗卫生服务，农村居民健康水平不断提高。也要看到，乡村医疗卫生体系发展不平衡、不充分问题依然突出，与农民群众日益增长的健康需求相比还有不小的差距。

2023 年 2 月，中共中央办公厅、国务院办公厅印发了《关于进一步深化改革促进乡村医疗卫生体系健康发展的意见》(以下简称《意见》)，明确提出健全适应乡村特点、优质高效的乡村医疗卫生体系。

一 指导思想

坚持以习近平新时代中国特色社会主义思想为指导，全面贯彻党的二十大精神，落实新时代党的卫生与健康工作方针，把乡村医疗卫生工作摆在乡村振兴的重要位置，以基层为重点，以体制机制改革为驱动，加

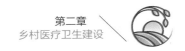

快县域优质医疗卫生资源扩容和均衡布局,推动重心下移、资源下沉,健全适应乡村特点、优质高效的乡村医疗卫生体系,让广大农民群众能够就近获得更加公平可及、系统连续的医疗卫生服务,为维护人民健康提供有力保障。

二 工作原则

(1)坚持和加强党对乡村医疗卫生工作的全面领导。把保障人民健康放在优先发展的战略位置,坚持乡村基本医疗卫生服务的公益属性,发挥党委领导和政府主导作用,压实地方特别是市、县两级党委和政府的主体责任。

(2)坚持强化医疗卫生资源县域统筹。按照因地制宜、先立后破的要求,加强县域内资源整合和优化配置,改善基层基础设施条件,推进县域医共体建设,提高乡村医疗卫生体系综合服务、应急处置和疫情防控能力。

(3)坚持把人才队伍建设摆在重要位置。发展壮大医疗卫生队伍,把工作重点放在农村和社区,尊重人才价值和成长规律,立足在岗乡村医生现状,加强适宜人才培养和引进,推动乡村医生向执业(助理)医师转化,打造一支专业化、规范化的乡村医生队伍。

(4)坚持进一步深化体制机制改革。推进医疗、医保、医药、医教改革协同联动,创新完善乡村医疗卫生管理体制和运行机制,切实落实乡村医生多渠道补偿政策,统筹解决好乡村医生收入和待遇保障问题,健全多劳多得、优绩优酬的激励制度,防止给农民群众增加不应有的负担,保持医保基金平稳运行,激发改革内生动力。

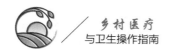
三 目标任务

到 2025 年,乡村医疗卫生体系改革发展取得明显进展。乡村医疗卫生机构功能布局更加均衡合理,基础设施条件明显改善,智能化、数字化应用逐步普及,中医药特色优势进一步发挥,防病治病和健康管理能力显著提升,乡村重大疫情和突发公共卫生事件应对处置能力不断增强。乡村医疗卫生人才队伍发展壮大,人员素质和结构明显优化,待遇水平得到提高,养老等社会保障问题有效解决。乡村医疗卫生体系运行机制进一步完善,投入机制基本健全,基层首诊、双向转诊、急慢分治、上下联动的分级诊疗格局初步形成。

四 乡村卫生体系建设举措

《意见》在如何加强县域内医疗卫生资源统筹和优化布局、如何加强乡村医疗卫生人才队伍建设、乡村医疗卫生体系运行机制方面有哪些改革举措、如何推动医保与乡村医疗卫生体系改革发展协同联动等方面作了部署和安排。

1.加强县域内医疗卫生资源统筹和优化布局

在加强县域内医疗卫生资源统筹和优化布局方面,重点从以下四个方面提出了改革举措。

一是优化机构布局。根据乡村形态变化和人口迁徙流动情况,因地制宜合理配置乡村两级医疗卫生资源,宜乡则乡、宜村则村,从注重机构全覆盖转向更加注重服务全覆盖。重点支持建设一批能力较强、具有一定辐射和带动作用的中心乡镇卫生院,确有需要的可以在县城之外选建1~2 个中心乡镇卫生院,使其基本达到县级医院服务水平。建好用好村卫生室,不适宜单设卫生室的行政村,可以通过邻村合建卫生室、乡镇卫生院定期巡诊、派驻以及邻(联)村延伸服务等方式,保障基本医疗卫生服务供给。

二是强化拓展服务功能。健全以县级医院为龙头、乡镇卫生院为枢纽、村卫生室为基础的乡村医疗卫生服务体系。县级医院重点是提高常见病、多发病和慢性病诊疗以及危急重症患者抢救和疑难复杂疾病向上转诊服务能力,力争常住人口超过 5 万人或服务半径大的县(市、旗)至少有 1 所县级医院(包含中医院)达到二级甲等医院医疗服务能力。乡镇卫生院重点是全面提升防病治病和健康管理能力,鼓励拓展服务功能,健全急诊急救和巡诊服务体系,可以按照相关诊疗规范开展常规手术。村卫生室重点是加强能力建设,强化其基本医疗服务功能。

三是加强疾病预防控制能力建设。创新医防协同、医防融合机制,制定完善乡村医疗卫生机构公共卫生责任清单。加强县域传染病防控救治体系和应急处置能力建设,强化村卫生室基本公共卫生服务功能,严格落实传染病疫情报告责任,提高风险隐患早期识别能力,筑牢农村疾病预防控制网底。

四是提升信息化水平。完善区域全民健康信息标准化体系,到 2025 年统筹建成县域卫生健康综合信息平台。大力推进"互联网+医疗健康",构建乡村远程医疗服务体系,推广远程会诊、预约转诊、互联网复诊、远程检查,加快推动人工智能辅助诊断在乡村医疗卫生机构中的配置应用。

2.加强乡村医疗卫生人才队伍建设

在如何加强乡村医疗卫生人才队伍建设方面,《意见》聚焦乡村医疗卫生人才短缺突出问题,从人才培养、使用、激励等方面提出了一系列有含金量的政策举措。

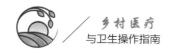

一是多渠道引才用才。改革完善乡村医疗卫生人才培养机制,增加全科、儿科等紧缺人才供给,逐步扩大农村订单定向免费医学生培养规模,地方可根据实际需求面向农村规范培养拟从事全科医疗的高职层次医学生。到2025年,将乡村医生中具备执业(助理)医师资格的比例提高到45%左右,逐步形成以执业(助理)医师为主体、全科专业为特色的乡村医疗卫生服务队伍。

二是创新人才使用机制。以县为单位每5年动态调整乡镇卫生院人员编制总量,盘活用好存量编制。加强县域医疗卫生人才一体化配置和管理,实行县管乡用、乡聘村用,建立健全人才双向流动机制,并在职称评聘方面给予一定倾斜。统筹县域内医疗卫生人才资源,建立健全定期向乡村派驻医务人员工作机制,鼓励县级医疗卫生机构与县域内乡村医疗卫生机构共同开展家庭医生签约服务。

三是完善人才激励制度。收入和待遇保障方面,落实"两个允许",合理核定绩效工资总量和水平,提升乡村医疗卫生机构全科医生工资水平,使其与当地县级公立医院同等条件临床医师工资水平相衔接。对在艰苦边远地区和国家乡村振兴重点帮扶县服务的乡村医生,地方要适当增加补助。养老和医疗保障方面,按照分类解决的办法,引导其按照规定参加有关社会保险,有条件的地方可以结合实际给予适当补助,采取多种形式提高乡村医生养老待遇。

3.实施乡村医疗卫生体系运行机制

在实施乡村医疗卫生体系运行机制方面的改革举措上,《意见》主要从三个方面对改革完善乡村医疗卫生体系运行机制提出要求。

一是强化县域统筹。围绕加快构建紧密型县域医共体,在编制使用、人员招聘、人事安排、绩效考核、收入分配、职称评聘等方面赋予医共体更多自主权,推动实行人、财、物统一集中管理。推进乡村医疗卫生机构一体化管理,有条件的地方可以逐步将符合条件的公办村卫生室转为乡镇卫生院延伸举办的村级医疗服务点。

二是健全投入机制。中央财政和中央预算内投资加大对乡村医疗卫生体系建设的支持力度。地方政府新增财力向乡村医疗卫生领域倾斜。省级加大统筹力度,确保乡村医疗卫生体系均衡健康发展。落实市、县两级党委和政府乡村医疗卫生体系建设主体责任。

三是城市支援健康乡村建设。完善城乡协同、以城带乡帮扶机制,深化医疗卫生对口帮扶,将支持乡村医疗卫生体系建设作为东西部协作的重要内容。将指导基层、下沉服务作为县级以上公立医院的基本职责。建立健全城市三级医院包县、二级医院包乡、乡镇卫生院包村工作机制。

4.推动医保与乡村医疗卫生体系改革发展协同联动

在推动医保与乡村医疗卫生体系改革发展协同联动方面,《意见》在提高农村地区医疗保障水平上作出相应部署。

一是巩固拓展医疗保障脱贫攻坚成果。持续健全基本医保、大病保险、医疗救助三重制度综合保障机制。落实分类资助农村低收入人口参保政策。强化高额医疗费用支出预警监测,建立健全防范化解因病返贫致贫风险长效机制。

二是加大医保基金支持力度。对紧密型县域医共体实行医保基金总额付费。建立结余留用、合理超支分担机制。积极通过乡村一体化管理实现村卫生室医保结算,在有条件的地方支持将符合条件的村卫生室纳入医保定点管理。合理提高医保基金对乡村医疗卫生机构的总额控制指标,年度新增医保基金重点向乡村医疗卫生机构倾斜,逐步提高县域内医保基金用于乡村医疗卫生机构的比例。

三是优化农村医保管理服务。既要加强农村地区医保经办管理服务

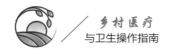
和监督管理能力建设，探索将村级医保服务纳入农村网格化服务管理；也要加强基层医保基金监管能力建设，持续加大对骗保套保等违法违规行为的打击力度。

▶ 第二节　乡镇卫生院建设

截至 2022 年底，全国 2.85 万个乡镇共建有乡镇卫生院 3.4 万个，卫生人员 153.1 万人。

住房和城乡建设部与国家发展改革委发布的《乡镇卫生院建设标准》、国家卫生健康委办公厅发布的《乡镇卫生院服务能力评价指南（2023 版）》，对乡镇卫生院建设规模、功能任务、资源配置、服务内容和水平等方面作了明确的规定。

一　乡镇卫生院功能任务

乡镇卫生院按功能分为一般卫生院和中心卫生院。一般卫生院提供预防保健、基本医疗、健康教育、康复等综合性服务；受县级卫生行政部门委托承担辖区内公共卫生管理；负责对村级卫生机构技术指导和对乡村医生培训等。中心卫生院是一定区域范围内的预防、保健、医疗技术指导中心，除具有一般卫生院的功能外，还承担协助县级卫生机构开展对区域范围内一般卫生院的技术指导等工作。

二　建设规模与项目构成

乡镇卫生院床位规模应根据其服务人口数量、当地经济发展水平、服务半径、地理位置、交通条件等因素，按照乡镇卫生院的类型、基本任务和功能合理确定,每千服务人口宜设置 0.6~1.2 床。按床位规模,乡镇卫生院分为无床卫生院、1~20 床卫生院和 21~99 床卫生院三种类型。乡镇卫生院床位规模宜控制在 100 床以内。

乡镇卫生院服务人口宜按以下规定确定:

(1)一般卫生院按本乡镇常住人口加暂住人口计算。

(2)中心卫生院按本乡镇常住人口加暂住人口,再加上级卫生行政主管部门划定的辐射乡镇人口的三分之一计算。

乡镇卫生院项目构成包括房屋建筑、场地和附属设施。其中,房屋建筑主要包括预防保健及合作医疗管理用房、医疗(门诊、放射、检验和住院)用房、行政后勤保障用房等,场地包括道路、绿地和停车场等,附属设施包括供电、污水处理、垃圾收集等。

三 建筑面积指标

乡镇卫生院按实际设置的床位规模,其预防保健及合作医疗管理、医疗、行政后勤保障等用房建筑面积宜符合表 2-1 的规定。

表 2-1 房屋建筑面积指标

规模名称	核定方式	建筑面积
无床卫生院	按院核定	200~300 米² /院
1~20 床卫生院	按院核定	300~1 100 米² /院
21~99 床卫生院	按床位核定	50~55 米² /床

注:乡镇卫生院建筑面积指标应根据当地实际情况和业务工作需要在上下限范围内取值。建筑面积指标中不含职工生活用房。

各功能用房面积见表 2-2。

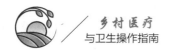
表 2－2　各功能用房面积

功能用房	不同规模卫生院功能用房面积/米²			
	无床	20 床	40 床	80 床
1.预防保健、合作医疗管理	48	84	108	144
2.门诊	60	174	288	516
3.放射、检验	30	138	220	428
4.住院(含手术室、产房)	24	220	517	1036
5.行政后勤保障	40	96	240	456
使用面积合计	202	712	1373	2580
建筑面积合计(平面系数按 65%)	308	1095	2112	3969

四 服务能力与重点建设任务

　　服务能力与重点建设任务包括乡镇卫生院的功能任务、基本医疗和公共卫生服务、业务管理、综合管理等,《乡镇卫生院服务能力评价指南(2023 版)》中有具体的评价指标,详见第七章《基层医疗卫生机构绩效评价》。

▶ 第三节　村卫生室建设

　　村卫生室是农村公共服务体系的重要组成部分,是农村医疗卫生服务体系的基础。截至 2022 年底,全国 48.9 万个行政村共建有 58.8 万个卫生室,工作人员 136.7 万人,基本实现了乡村医疗卫生机构全覆盖,为提高乡村地区居民健康水平提供了重要保障。

为加强村卫生室管理，保障农村居民获得公共卫生和基本医疗服务，根据《执业医师法》《医疗机构管理条例》《乡村医生从业管理条例》《中医药条例》等有关法律法规，2014年6月，国家卫生健康委会同国家发展改革委、教育部、财政部、国家中医药局制定出台了《村卫生室管理办法(试行)》，明确了村卫生室功能定位、服务范围等。

一 村卫生室功能任务

村卫生室承担与其功能相适应的公共卫生服务、基本医疗服务和上级卫生健康行政部门交办的其他工作。

(1)承担行政村的健康教育、预防保健等公共卫生服务，主要包括：承担、参与或协助开展基本公共卫生服务；参与或协助专业公共卫生机构落实重大公共卫生服务；县级以上卫生健康行政部门布置的其他公共卫生任务。

(2)提供的基本医疗服务主要包括：疾病的初步诊查和常见病、多发病的基本诊疗以及康复指导、护理服务；危急重症患者的初步现场急救和转诊服务；传染病和疑似传染病患者的转诊；县级以上卫生健康行政部门规定的其他基本医疗服务。除为挽救患者生命而实施的急救性外科止血、小伤口处置外，村卫生室原则上不得提供以下服务：手术、住院和分娩服务；与其功能不相适应的医疗服务；县级以上地方卫生健康行政部门明确规定不得从事的其他医疗服务。

(3)承担卫生健康行政部门交办的卫生健康政策和知识宣传，信息收集上报，协助开展新型农村合作医疗政策宣传和筹资等工作。

二 机构设置与规模

县级卫生健康行政部门依据国家有关法律法规办理村卫生室的设

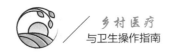

置审批和执业登记等有关事项。村卫生室登记的诊疗科目为预防保健科、全科医疗科和中医科(民族医学科)。村卫生室原则上不得登记其他诊疗科目。

村卫生室的设置应当符合当地区域卫生规划、医疗机构设置规划和新农村建设规划,统筹考虑当地经济社会发展水平、农村居民卫生服务需求、服务人口、地理交通条件等因素,方便群众就医,原则上1个行政村设置1所村卫生室,人口较多或者居住分散的行政村可酌情增设;人口较少或面积较小的行政村,可与相邻行政村联合设置村卫生室。乡镇卫生院所在地的行政村原则上可不设置村卫生室。

村卫生室房屋建设规模不低于60平方米,服务人口多的应当适当调增建筑面积。村卫生室至少设有诊室、治疗室、公共卫生室和药房。经县级卫生健康行政部门核准,开展静脉给药服务项目的增设观察室,根据需要设立值班室,鼓励有条件的设立康复室。村卫生室不得设置手术室、制剂室、产房和住院病床。

根据辖区服务人口、农村居民医疗卫生服务现状和预期需求及地理条件等因素,原则上按照每千服务人口不低于1名的比例配备村卫生室人员。

三 村卫生室建设重点任务

1.加强基础设施建设

基础设施包括房屋、设备、药品等方面。在建设过程中,应注重以下几点:选址合理,选择交通便利、居民集中的地方建设村卫生室,方便居民就医;按照相关标准建设房屋,确保房屋质量,满足医疗服务的需要;配置基本的医疗设备和器械,满足常见病、多发病的诊治需求;确保药品供应充足,质量可靠,价格合理。

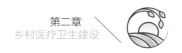

2.提高医务人员素质

医务人员是村卫生室的核心力量,其素质直接影响医疗服务的质量和水平。因此,应注重医务人员的培养和素质提升,包括:引进优秀人才,通过政策引导,吸引优秀的医学毕业生到村卫生室工作;通过学术交流、业务培训、进修学习等方式,不断更新村卫生室医务人员的知识和技能,提高医疗技术水平和服务能力;建立合理的激励机制,鼓励医务人员积极工作,提高服务质量。

3.完善服务功能

允许具备条件的村卫生室拓展符合其功能定位的医疗服务,可以采取县域内医疗卫生机构整体参加医疗责任保险等方式,健全村卫生室医疗风险分担机制。坚持中西医并重,促进中医药传承创新发展,扩大乡村医疗卫生机构的中医药服务供给。强化村卫生室基本公共卫生服务功能,严格落实传染病疫情报告责任,提高风险隐患早期识别能力,筑牢农村疾病预防控制网底。

4.加强药品管理

药品是村卫生室的重要物资,要建立健全村卫生室药品管理制度,确保村卫生室药品的安全和有效。同时,要规范药品的采购、存储、使用等环节,防止药品的不良反应和滥用现象的发生。

5.推进信息化建设

具体任务包括:建立村卫生室信息系统,实现与上级医疗机构的信息共享和互联互通;实行电子病历管理,方便医务人员查询和调用居民健康信息;利用信息技术开展远程医疗服务,如远程会诊、远程培训等,提高村卫生室的服务能力;健康大数据应用,利用健康大数据进行疾病预测、健康管理等方面的应用,提高农村居民的健康水平。同时,通过信息化手段加强与乡镇卫生院的信息交流和协作。

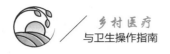
6.加强内部管理

具体举措包括:建立健全各项规章制度,包括诊疗规范、服务标准、药品管理、财务管理等,确保村卫生室的工作有章可循、有据可查,提高管理效率和医疗服务质量;强化医疗质量管理,包括诊疗流程、医疗安全、医疗文书等方面,确保村卫生室的医疗服务符合规范和标准,提高医疗服务的可靠性和安全性;完善财务管理制度,包括财务预算、收支管理、成本核算等,确保村卫生室的资金使用合理、透明,提高资金使用效益;加强服务意识和职业道德教育,提高村卫生室医务人员的服务态度和服务水平,为农村居民提供优质的医疗服务。

7.加强慢性病管理

具体举措包括:建立慢性病档案,更好地了解农村居民的罹患慢性病状况,为后续的医疗服务和管理提供依据;定期随访和监测,及时发现潜在的健康问题,采取相应的干预措施,预防慢性病的恶化;提供健康指导,帮助农村居民改善生活习惯,预防慢性病的进展;加强用药管理,确保他们按照医生的建议使用药物;开展健康教育,向农村居民普及慢性病的知识和预防方法,提高他们的健康素养。

8.关注弱势群体

村卫生室除了提供基本的医疗服务外,还应该关注弱势群体,包括老年人、儿童、妇女、残疾人等,为他们提供专门的医疗服务,如对老年人群体进行定期体检、健康指导、心理疏导等,对儿童和妇女群体进行计划免疫、生长发育监测等,对妇女群体进行生育指导、心理健康咨询等,对残疾人群体进行康复治疗、预防并发症等医疗服务,保障他们的健康权益,促进社会公平和谐。

9.鼓励多元化服务模式

具体举措包括:开展中医适宜技术服务,包括针灸、推拿、拔罐、艾灸

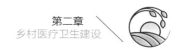

等,这些技术对于一些慢性病和常见病的治疗具有独特的效果,也可以为农村居民提供更全面的医疗服务;提供健康咨询和健康教育服务,通过开展健康讲座、提供健康咨询等方式,帮助农村居民了解健康知识,提高他们的健康素养和自我保健意识;开展家庭医生服务,通过与农村居民签订服务协议,建立家庭医生制度,为农村居民提供定期随访、健康指导、诊疗服务等,提高农村居民的健康水平和生活质量。

第三章　乡村医生队伍建设

　　乡村医生,最初名字叫"赤脚医生",诞生于20世纪50年代,指一般未经正式医疗训练、仍持农业户口、一些情况下"半农半医"的农村医疗人员。乡村医生是中国医疗卫生服务队伍的重要组成部分,是最贴近亿万农村居民的健康"守护人",是发展农村医疗卫生事业、保障农村居民健康的重要力量。

▶ 第一节　总体要求

　　按照保基本、强基层、建机制的要求,从实际出发,明确乡村医生职责,改善执业场所,实现村卫生室和乡村医生全覆盖;将村卫生室纳入基本药物制度和新型农村合作医疗门诊统筹实施范围,完善乡村医生补偿、养老政策,健全培养培训制度,规范执业行为,强化管理指导,提高乡村医生服务水平,为农村居民提供安全有效、方便价廉的基本医疗卫生服务。

▶ 第二节　乡村医生职责

　　(1)认真贯彻落实新时期卫生工作方针,热爱农村卫生工作,努力学

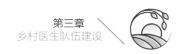

习政治和业务知识,不断提高自身素质,树立良好职业道德,全心全意为人民健康服务。

(2)认真贯彻执行《医疗机构管理条例》《乡村医生从业管理条例》等法律法规,在专业公共卫生机构和乡镇卫生院的指导下,认真开展医疗工作,严格执行各项规章制度和技术操作常规,确保医疗服务质量,杜绝医疗差错和事故。

(3)对患者进行初步诊断,使用适宜药物、适宜技术和中医药方法为农村居民提供常见病、多发病的一般诊治服务。

(4)向居民普及卫生健康知识,提供健康教育和预防指导,提高居民自我保健意识和能力,帮助居民养成良好的生活习惯和健康行为。

(5)协助专业公共卫生机构落实重大公共卫生服务项目,按规定及时报告传染病疫情和中毒事件,处置突发公共卫生事件等。

(6)准确掌握辖区内妇女、儿童保健基本情况和动态,对村妇幼保健工作进行技术指导和督促检查,做好高危孕产妇和体弱儿的筛查、专案管理和转诊,开展妇女保健、儿童保健临床业务。

(7)对慢性病患者定期随访,提供药物管理和健康指导,帮助患者控制病情,提高生活质量。

(8)及时将超出诊治能力的患者转诊到乡镇卫生院及县级医疗机构,确保患者能够得到及时和适当的治疗。

(9)记录患者的基本信息、病历和诊疗情况等信息,认真做好各种信息资料和台账的收集、登记、统计和上报工作,保证健康档案的完整和准确。

(10)承担新型农村合作医疗的宣传、发动、登记造册、费用补偿公示等工作。

(11)积极参加各种专业培训,培育提升基本医疗、应急处置、公共卫

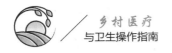

生服务能力和应用新技能,助力基层医疗水平提升。

(12)认真完成上级交办的各项卫生工作任务。

▶ 第三节　乡村卫生队伍建设目标

目前,乡村医生已成为我国基层医疗服务的重要组成部分,是为广大农村地区提供医疗服务,开展健康宣传、疾病防控和家庭医生签约活动的一线力量,不仅可以让农户"少跑路、少花钱",提高农村人口的健康水平,更能有效抑制因病致贫返贫现象的发生,在乡村医疗和卫生工作中发挥着不可替代的重要作用,实施乡村振兴战略和全面推进健康中国建设对乡村医生的能力和素质提出了更高要求。

然而,乡村卫生队伍建设还存在着诸多问题,在一定程度上制约着基层医疗服务水平的提高。一是乡村医生分布不均,供需比例不平衡。乡村医生数量匮乏,不能充分满足农村医疗服务需求,单从健康脱贫和家庭医生签约服务要求上来看,乡村医生需要对贫困人口和签约对象进行上门服务,工作量较大,加上许多农村地区交通不便、人口分散,一定程度上造成工作难度和成本增加。二是乡村医生身份特殊,收入待遇不理想。乡村医生专职从事医疗卫生服务工作,但没有编制,也没有与政府和村集体签订劳动合同,游离于卫生体制之外。他们虽然大多接受过正规的医学教育,但在薪酬福利、医保待遇等方面都缺少有效的社会保障,仅靠工资收入难以维持生计。目前,大多乡村医生依旧处于半医半农状态,在开展广大农村地区的基本医疗、公共卫生服务工作的同时,还会辅以务农或零工维持生活。三是乡村医生断层严重,年龄结构不合理。乡村医生大部分是从过去的"赤脚医生"身份转变而来的,随着年龄渐长,部分

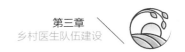

村医退休后,年轻医生特别是大城市医学院校毕业的大学生,由于职业发展规划、薪酬福利待遇等因素影响,宁愿选择在城市"打拼",也不愿意去农村行医,造成现有乡村医生队伍趋于老龄化,后备力量严重不足,很多基层卫生医疗机构面临后继无人的尴尬局面,甚至某些乡镇卫生院十余年未进新职工,不利于医学知识的更新和现代医疗技术的实施推广。四是乡村医疗环境较差,技术水平不专业。村卫生室的就医环境、设备仪器、药品供应等条件较差,在如此恶劣医疗条件的长期影响下,乡村卫生队伍的业务水平也受到一定制约,加上乡村医生的学历总体较低,基础理论较为薄弱,工作方法老化、单一,缺乏系统的业务学习和知识更新,不能满足新形势下广大农村居民对医疗卫生保健服务的新需求,尤其是当面对紧急突发的卫生事件时,缺乏系统、专业、科学的专业判断。

《安徽省加强村医队伍建设三年行动方案(2021—2023 年)》指出,要坚持新时代党的卫生与健康工作方针,坚持人民至上、生命至上,着力补短板、堵漏洞、强弱项,以增强村级医疗卫生服务能力为出发点,以增进农村群众卫生健康服务获得感为落脚点,推进巩固拓展脱贫攻坚成果同乡村振兴有效衔接,筑牢基层公共卫生防线,稳定发展村医队伍,为健康安徽建设提供强有力、高素质的村医人才队伍支撑。

一 进一步规范乡村医生执业行为

根据《安徽省乡村医生注册管理暂行办法》文件要求,进一步规范乡村医生执业注册,加强对乡村医生队伍管理。乡村医生执业必须经注册取得乡村医生执业证书,并在登记注册的村级医疗卫生机构从事相应的农村预防、保健、一般医疗服务活动。未经注册取得乡村医生执业证书者,不得从事医疗、预防、保健活动。具有全日制大专以上学历的临床医学、中医学、中西医结合等相关专业应届毕业生(含尚在择业期内未落实

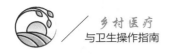
工作单位的毕业生），在取得执业（助理）医师资格前可免试向县级卫生健康主管部门申请乡村医生执业注册。原则上，年满60周岁的乡村医生不再进行执业注册。确有需要的，可返聘到龄离岗乡村医生。

乡村医生在执业活动中享有下列权利：进行一般医学处置，出具相应的医学证明；参与医学经验交流，参加专业学术团体；参加业务培训和教育；在执业活动中，人格尊严、人身安全不受侵犯；获取报酬；对当地的预防、保健、医疗工作和卫生行政主管部门的工作提出意见和建议。乡村医生在执业活动中应当履行下列义务：遵守法律、法规、规章和诊疗护理技术规范、常规；树立敬业精神，遵守职业道德，履行乡村医生职责，为村民健康服务；关心、爱护、尊重患者，保护患者的隐私；努力钻研业务，更新知识，提高专业技术水平；向村民宣传卫生保健知识，对患者进行健康教育。

2023年4月，国家卫生健康委、中央机构编制委员会办公室、教育部、财政部、人力资源和社会保障部联合印发《关于实施大学生乡村医生专项计划的通知》。文件指出，经国务院同意，从2020年起，国家卫生健康委在部分省份实施医学专业高校毕业生免试申请乡村医生执业注册政策，已累计有4 300名大学生乡村医生进入村卫生室服务，进一步充实并优化了乡村医生队伍，也在一定程度上促进了高校毕业生的就业。

二 进一步控制乡村医生准入和退出

按照《中华人民共和国执业医师法》和《乡村医生从业管理条例》等有关法律、法规，严格乡村医生资格审核，加强准入管理。在村卫生室执业的医护人员必须具备相应的资格并按规定进行注册。新进入村卫生室从事预防、保健和医疗服务的人员，必须取得执业医师或执业助理医师资格；从事护理、药事及医技工作的人员，必须取得相应执业资格。同时

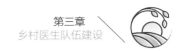

积极探索村卫生室富余人员退出机制，建立健全乡村医生考核退出、到龄退出、违法违纪退出机制。将村卫生室及乡村医生的考核结果，作为乡村医生执业注册的重要依据，考核不合格的乡村医生，不得在村卫生室继续执业。对严重违法犯罪或出现严重医德医风问题的乡村医生，吊销或暂扣其执业资格证，并责令退出村卫生室。

三 进一步强化乡村医生培训和考核

各省、自治区、直辖市人民政府组织制订乡村医生培训规划，保证乡村医生至少每2年接受一次培训。县级人民政府根据培训规划制订本地区乡村医生培训计划。对承担国家规定的预防、保健等公共卫生服务的乡村医生，其培训所需经费列入县级财政预算。对边远贫困地区，设区的市级以上地方人民政府应当给予适当经费支持。国家鼓励社会组织和个人支持乡村医生培训工作。县级人民政府卫生行政主管部门根据乡村医生培训计划，负责组织乡村医生的培训工作。乡、镇人民政府以及村民委员会应当为乡村医生开展工作和学习提供条件，保证乡村医生接受培训和继续教育。乡村医生应当按照培训规划的要求至少每2年接受一次培训，更新医学知识，提高业务水平。

按照基本公共卫生和基本医疗并重的原则，完善村卫生室及乡村医生绩效考核办法，统一组织开展考核。考核内容包括乡村医生提供的基本医疗和基本公共卫生服务的数量、质量和群众满意度，执行基本药物制度，遵守基本医保规定，学习培训以及医德医风等情况。考核结果作为乡村医生执业注册和财政补助的主要依据。具体考核工作主要由乡镇卫生院承担，原则上每年不少于1次。在村卫生室内部建立考核和收入分配机制，收入分配向业务骨干倾斜。乡村医生经考核合格的，可以继续执业；经考核不合格的，在6个月之内可以申请进行再次考核。逾期未提出

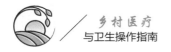

再次考核申请或者经再次考核仍不合格的乡村医生,原注册部门应当注销其执业注册,并收回乡村医生执业证书。

切实加强乡村医生执业管理和服务质量监管,促进合理用药,提高医疗卫生服务的安全性和有效性。逐步将乡村医生纳入医务人员执业监管信息系统。推进县乡村一体化管理,推动乡镇卫生院领办村卫生室。从严打击乡村医生非法行医、违规购销药品、诱导服务和过度医疗以及违规转诊患者的行为。

(四) 进一步完善乡村医生人才引用机制

改革完善乡村医疗卫生人才引用机制,切实增加全科、儿科、儿童保健科、口腔科以及中医、护理、公共卫生、预防保健、心理健康、精神卫生、康复、职业健康等紧缺人才供给。加强县域医疗卫生人才一体化配置和管理,有条件的地方可对招聘引进的医疗卫生人才实行县管乡用、乡聘村用,建立健全人才双向流动机制。适当提高乡镇卫生院的中高级专业技术岗位比例。对在乡镇卫生院连续工作满15年或累计工作满25年且仍在乡镇卫生院工作的专业技术人员,在满足聘用条件下,可通过"定向评价、定向使用"聘用至相应岗位,不受岗位结构比例限制。逐步将实现乡村一体化管理的村卫生室执业(助理)医师纳入乡镇卫生院职称评聘。统筹县域内医疗卫生人才资源,建立健全定期向乡村派驻医务人员工作机制。鼓励县级医疗卫生机构与县域内乡村医疗卫生机构共同开展家庭医生签约服务,稳步扩大服务覆盖面。健全公共卫生医师制度,探索在乡村医疗卫生机构赋予公共卫生医师处方权。建立公共卫生专业技术人员和医疗机构临床医生交叉培训制度,鼓励人员双向流动。

（五）进一步深化乡村医生培养模式

大力鼓励符合条件的在岗乡村医生进入高等医学（卫生）院校（含中医药院校）接受医学学历教育，提高整体学历层次。对于按规定参加学历教育并取得医学相应学历的在岗乡村医生，政府对其学费可予以适当补助。加强农村定向医学生免费培养工作，重点实施面向村卫生室的 3 年制大学专科免费医学生培养。免费医学生主要招收农村生源。完成全科医生规范化培训的免费医学生可安排到村卫生室工作，村卫生室工作时间计入协议规定服务期，县级卫生计生部门和定岗的乡镇卫生院要在进修培训、职称评定等方面予以倾斜。

加强乡村医生后备力量建设，建立乡村医生后备人才库，制定优惠政策，吸引城市退休医生、执业（助理）医师和取得执业资格的医学（卫生）院校毕业生到村卫生室工作。通过"三支一扶"等渠道公开招录高等医学（卫生）院校毕业生补充乡村医生队伍，由乡镇卫生院统一管理，享受"三支一扶"计划相关政策待遇。"三支一扶"期满考核合格后，乡镇卫生院可按规定在编制内办理招聘手续，继续用于乡村医生岗位，实行"院派院管"。

（六）进一步创新乡村医生服务方式

结合实际，持续探索开展乡村医生和农村居民的签约服务，乡村医生或由乡镇卫生院业务骨干（含全科医生）和乡村医生组成团队与农村居民签订一定期限的服务协议，建立相对稳定的契约服务关系，提供约定的基本医疗卫生服务，并按规定收取服务费。服务费由医保基金、基本公共卫生服务经费和签约居民分担，具体标准和保障范围由各地根据其医疗卫生服务水平、签约人群结构以及医保基金和基本公共卫生服务经费承受能力等因素确定。未开展乡村医生和农村居民签约服务的地方，

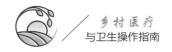

对于乡村医生提供的基本医疗服务成本，要通过收取一般诊疗费等措施，由医保基金和个人分担。加大适宜技术的推广力度，鼓励乡村医生提供个性化的健康服务，并按有关规定收取费用。

七　进一步优化乡村医生执业生态

不断改善乡村医生工作条件，采取公建民营、政府补助等方式，支持村卫生室建设和设备采购。加快信息化建设，运用移动互联网技术，建立以农村居民健康档案和基本诊疗为核心的信息系统并延伸至村卫生室，支持新型农村合作医疗即时结算管理、健康档案和基本诊疗信息联动、绩效考核以及远程培训、远程医疗等。

以县为单位每 5 年动态调整乡镇卫生院人员编制总量，盘活用好存量编制。乡镇卫生院用于专业技术人员的编制不得低于编制总额的 90%。聚焦拓展乡村医生职业前景和发展空间，在同等条件下，乡镇卫生院优先聘用获得执业医师、执业助理医师资格的乡村医生，进一步吸引执业医师、执业助理医师和医学院校毕业生到村卫生室工作。完善执业风险化解机制，建立健全覆盖村卫生室的医疗纠纷预防和处置体系。完善乡村医生执业风险防范机制，按照村卫生室业务收入的适当比例提取医疗风险基金，县级财政可给予适当补助。

八　进一步改进乡村医生生活保障

通过政府购买服务的方式，全面落实村卫生室药品零差率补助、一般诊疗费、基本公共卫生服务经费、运行经费等补偿政策。动态调整乡村医生各渠道补助标准，逐步提高乡村医生的待遇水平。未来新增基本公共卫生服务补助资金继续重点向乡村医生倾斜，用于加强村级基本公共卫生服务工作。对在艰苦边远地区和连片特困地区服务的乡村医生，各

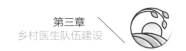

地要适当增加补助。规范经费拨付方式和监管,规范村卫生室账户开设和核算运行,加强财政补助经费和医保补偿资金的使用监管。基本公共卫生服务经费、药品零差率补助、村卫生室运行补助经费实行"按季预拨、打卡发放、考核结算"。基本公共卫生服务经费、药品零差率补助、一般诊疗费由村卫生室负责人根据乡村医生实际工作完成情况进行分配,基层医疗卫生机构负责监管。

进一步完善乡村医生养老政策,改善老年乡村医生生活保障机制,要支持和引导符合条件的乡村医生按规定参加职工基本养老保险。已纳入事业编制的乡村医生,按照有关规定参加机关事业单位基本养老保险、职工基本医疗保险等社会保险。未纳入事业编制的乡村医生,按照有关规定参加企业职工基本养老保险或城乡居民基本养老保险、职工基本医疗保险或城乡居民基本医疗保险等社会保险,有条件的地方可以结合实际给予适当补助。对年满60周岁的乡村医生,各地要结合实际采取补助等多种形式进一步提高其养老待遇。

第四章 基本医疗保障

▶ 第一节 基本医疗保障的有效衔接

一 背景

党的十八大以来，以习近平同志为核心的党中央把脱贫攻坚摆在治国理政的突出位置，组织实施了人类历史上规模最大、力度最强的脱贫攻坚战。医保部门会同相关部门，持续完善多层次医疗保障制度体系，构建了世界上覆盖范围最广的基本医疗保障网，发挥了医保制度防贫减贫的重要作用。截至 2020 年底，累计资助贫困人口参保 2.3 亿人次，资助参保累计支出超过 360 亿元，建档立卡贫困人口参保率持续稳定在 99.9% 以上，基本实现应保尽保；各项医保扶贫政策累计惠及贫困人口就医 5.3 亿人次，帮助减轻医疗负担超过 3600 亿元，助力近 1000 万户因病致贫群众精准脱贫。

脱贫摘帽不是终点，而是新生活、新奋斗的起点。为深入贯彻党的十九届五中全会以及中央经济工作会议、中央农村工作会议精神，贯彻落实党中央、国务院关于推进乡村振兴的战略部署，国家医保局会同有关部门联合印发了《关于巩固拓展医疗保障脱贫攻坚成果有效衔接乡村振兴战略的实施意见》（以下简称《实施意见》），在总结运用医保脱贫攻坚

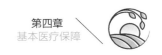

实践经验的基础上,细化政策接续衔接要求,优化调整完善相关配套措施,有针对性地研究解决保障不足和过度保障问题,探索建立防范化解因病返贫致贫长效机制,确保医保脱贫成果更加稳固,成效更加可持续。

二 总体要求

在过渡期内,通过优化调整医保扶贫政策,健全防范因病返贫致贫长效机制,统筹完善过渡期和助力乡村振兴战略实施的常态化帮扶政策,扎实推动共同富裕。《实施意见》提出四个方面的工作原则:一是坚持以人民为中心,坚持共同富裕方向,持续完善脱贫人口待遇保障政策,巩固拓展医疗保障脱贫攻坚成果;二是坚持问题导向、目标导向,围绕解决农村居民最关心、最直接、最现实的医疗保障问题,加快补齐民生短板;三是实事求是确定农村居民医疗保障标准,既要应保尽保,又要防止泛福利化倾向;四是完善三重制度综合保障政策,统筹推进医疗保障和医疗服务高质量协同发展,整体提升农村医疗保障和健康管理水平。

三 工作举措

一是优化资助参保政策。将原有的全员定额资助贫困人口参保政策,调整为对特困人员、低保对象、返贫致贫人口以及脱贫不稳定且纳入农村低收入人口监测范围的脱贫人口以实施分类资助。稳定脱贫人口转为按规定享受居民医保参保普惠性财政补贴。二是分类调整大病倾斜和救助托底政策。过渡期继续实施大病保险对特困人员、低保对象和返贫致贫人口的倾斜支付,符合医疗救助条件的进一步夯实救助托底保障。三是坚决治理过度保障政策。严禁超越发展阶段、超出承受能力设定待遇保障标准,确保制度可持续。

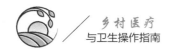
（四）提升农村居民医疗保障水平的政策安排

《实施意见》聚焦全面助力乡村振兴,建立防范化解因病返贫致贫长效机制,合力防范返贫致贫风险。

一是确保农村低收入人口应保尽保。确保基本医疗保险动态全覆盖,确保待遇接续享受。二是增强基本医疗保险保障功能。在巩固基本医保住院水平基础上,优化高血压、糖尿病门诊用药保障机制,补齐门诊慢性病保障短板。三是提高大病保险保障能力。在巩固大病保险普惠性待遇水平基础上,细化倾斜支付政策。四是夯实医疗救助托底保障。坚持基本救助标准和保障范围,延续对特困人员、低保对象、返贫致贫人员70%救助比例,统筹加大门诊慢特病救助力度。同步对国家乡村振兴重点帮扶县给予资金倾斜。五是建立防范化解因病返贫致贫长效机制。根据个人年度费用负担情况, 由地方分类明确因病返贫和因病致贫监测标准,实施依申请救助机制,引导社会力量参与,发挥综合保障效能。

（五）统筹医保医疗发展提出工作要求

《实施意见》围绕医保综合管理和医疗服务供给利用,从强服务、降成本、促进合理就医和医疗服务可及性方面,提出以下四项具体要求:

一是提升农村地区经办服务能力。全面实现市(地)内"一站式"结算,同步做好异地就医管理。二是综合施措降低就医成本。推进药品和医用耗材集中采购,做好药品目录动态调整、医保协议管理、支付方式改革、医疗服务质量管理等工作,降低就医成本。三是通过加强基金监管、规范医疗服务行为等,促进合理就医。四是通过优化异地就医政策、支持"互联网+"医疗服务发展、提高基层医疗卫生机构能力等提升服务利用可及性。

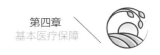

此外,从组织领导、部门协同、运行监测等三方面明确了工作部署,并要求各地加大政策宣传力度。

第二节 城乡居民基本医疗保障

为继续提高城乡居民基本医保筹资标准,稳步提升医疗保障水平,加强基本医保、大病保险和医疗救助三重保障制度衔接,充分发挥综合保障功能,抓好高血压、糖尿病"两病"门诊用药保障政策落实,健全重特大疾病医疗保险和救助制度,规范待遇享受等待期,2021年5月27日,国家医保局、财政部、国家税务总局联合印发《关于做好2021年城乡居民基本医疗保障工作的通知》(医保发〔2021〕32号)。文件强调,巩固拓展医保脱贫成果,有效衔接乡村振兴战略。逐步实现由集中资源支持脱贫攻坚向统筹三重制度常态化保障平稳过渡。严格落实"四不摘"要求,保持医疗保障主要帮扶政策总体稳定,分类落实好脱贫人口各项医疗保障待遇,实事求是确定待遇标准,确保政策平稳衔接、制度可持续,建立防范化解因病返贫致贫长效机制,统筹完善托底保障措施。

第三节 健全重特大疾病医疗保险和救助制度

一 背景

党的十八大以来,国家持续推进多层次医疗保障制度体系建设,在破解"看病难""看病贵"问题上取得突破性进展。党中央、国务院高度重

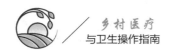

视困难群众和大病患者医疗保障工作。2021年11月19日,国务院办公厅下发《关于健全重特大疾病医疗保险和救助制度的意见》(国办发〔2021〕42号,以下简称《意见》)。聚焦减轻困难群众重大疾病医疗费用负担,积极回应巩固拓展医保脱贫攻坚成果中面临的新考验,立足实际将脱贫攻坚实践经验转化为制度成果,做好阶段性政策优化调整,也着眼长远推动建立防止因病返贫致贫长效机制。统筹城乡医疗保障制度发展,整体提升农村居民健康保障水平,精准帮扶中低收入人群,发挥医保制度互助共济和托底保障功能,有助于扎实促进共同富裕。

二 总体要求

以人民为中心,坚持共同富裕方向,坚持应保尽保、保障基本,坚持尽力而为、量力而行,推动民生保障更可持续。主要任务是规范医疗保障托底性制度安排,夯实医疗救助托底功能,健全防止因病返贫致贫长效机制,进一步减轻困难群众重特大疾病医疗费用负担。

夯实托底保障的五项具体措施,分别为:一是科学确定救助对象范围,实施分类救助,确保精准施策;二是强化三重制度综合保障,确保应保尽保,厘清三重制度功能定位,按照"先保险后救助"的原则做好制度功能衔接;三是夯实医疗救助托底保障,坚持救助基本,保障基本需求,规范救助费用范围、合理确定基本救助水平、统筹强化托底保障措施,重点向慢特病和大病患者倾斜;四是健全防范和化解因病致贫返贫长效机制;五是支持社会力量参与救助保障。

三 明确救助对象范围,着力提升救助及时性、精准性

为进一步提高救助精准性,继续以低保对象、特困人员为重点救助人群,同时规范救助对象管理:一是优化救助对象分类,以收入困难和医

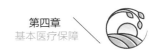

疗费用负担为导向,细分救助对象类别,明确覆盖低保对象、特困人员、低保边缘家庭成员和农村易返贫致贫人口等低收入人群;二是对因病致贫重病患者实施救助,将因高额费用支出而家庭基本生活出现严重困难的大病患者纳入救助范围,并要求省级明确认定条件;三是对地方规定的其他特殊困难人员,允许因地制宜,按照其对应的救助对象身份类别,给予相应救助。

（四）统筹强化三重制度综合保障

三重制度内容为:一是全面落实居民医保参保财政补助政策;二是规范资助困难群众参保政策,对特困人员给予全额资助,对低保对象、返贫致贫人口给予定额资助,梯次减轻缴费压力,确保应保尽保;三是促进三重制度互补衔接。

厘清三重制度功能定位,发挥基本医保主体保障功能,增强大病保险减负功能,强化医疗救助托底保障功能,按照"先保险后救助"的原则,对经基本医保、大病保险支付后医疗费用负担仍然较重的实施救助。

（五）夯实救助托底功能的相关举措

《意见》就解决救助政策不平衡、待遇水平区域不均衡问题,明确了相关措施:

一是明确救助费用保障范围。坚持保基本,明确救助费用主要覆盖救助对象在定点医疗机构发生的住院费用、因慢性病需要长期服药或重特大疾病需长期门诊治疗的费用,并将基本医保、大病保险起付线以下的政策范围内个人自付费用纳入救助范围。对于基本医疗保障政策范围外的费用:首先,稳定巩固保障水平,稳定住院待遇水平,补齐门诊保障短板;其次,综合降低就医成本;最后,引导社会力量参与。

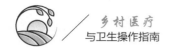
二是合理确定基本救助水平。按救助对象类别,分类设定救助标准和救助比例,合理确定年度救助限额,做好农村易返贫致贫人口医疗救助工作。

三是统筹完善托底保障措施。统筹加大门诊慢特病和住院救助力度,共用年度救助限额。对经三重制度保障后个人负担仍然较重的符合条件的救助对象,实施倾斜救助。

（六）健全防范和化解因病致贫返贫长效机制

一是强化高额医疗费用支出预警监测。重点监测经基本医保、大病保险等支付后个人年度费用负担较重的低保边缘家庭和农村易返贫致贫人口。加强部门间信息共享,协同做好风险研判和处置。

二是全面建立依申请救助机制。畅通低保边缘家庭和农村易返贫致贫人口、因病致贫重病患者救助申请渠道,及时将符合条件的重点监测人员纳入救助范围,增强救助时效性。

三是精准实施综合帮扶。联动实施医疗救助、临时救助、慈善救助等综合性保障措施,合理确定综合救助水平,有效防范因病致贫返贫风险。

（七）规范经办管理服务,不断提高救助精细化管理水平

一是规范救助经办服务事项,推进医疗救助和医疗保险一体化经办。

二是优化救助申请审核程序,简化待遇给付流程。

三是提高综合管理服务水平。加强对救助对象就医行为和定点医疗机构服务管理,引导规范转诊,促进合理就医。免除低保对象、特困人员在市域内定点医疗机构的住院押金,实行"先诊疗后付费"。做好救助对象异地就医转诊备案和就医费用结算。

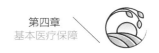

第四节　安徽省医疗保障有效衔接乡村振兴战略

一　背景

安徽省各级医保部门自成立以来,深入贯彻党中央、国务院的决策部署,认真落实国家医保局和省委、省政府的工作安排,深入实施医疗保障扶贫行动,持续完善多层次医疗保障制度体系,织密织牢基本医疗保障网,发挥了医保制度防贫减贫的重要作用。2020 年,全省建档立卡贫困人口参保 344.44 万人,除死亡等合理化原因外,实现了建档立卡贫困人口当期应保尽保;各项医保扶贫政策惠及贫困人口就医 728 万人次,帮助减轻医疗负担超过 103.47 亿元。2021 年,《中共中央　国务院关于实现巩固拓展脱贫攻坚成果同乡村振兴有效衔接的意见》《国家医疗保障局等七部门关于巩固拓展医疗保障脱贫攻坚成果有效衔接乡村振兴战略的实施意见》等文件先后公布,要求在脱贫攻坚目标任务完成后的 5 年过渡期内,从集中资源支持脱贫攻坚转向巩固拓展脱贫攻坚成果和全面推进乡村振兴。经省政府同意,省医保局会同省有关部门联合印发了《关于印发安徽省巩固拓展医疗保障脱贫攻坚成果有效衔接乡村振兴战略实施方案的通知》(皖医保发〔2021〕8 号)(以下简称《实施方案》),在总结运用医保脱贫攻坚实践经验的基础上,细化政策接续衔接要求,优化调整完善相关配套措施,探索建立防范化解因病返贫致贫长效机制,确保医保脱贫成果更加稳固、成效更可持续。

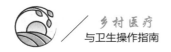

二 总体要求

《实施方案》明确了医保脱贫攻坚与乡村振兴衔接的指导思想、工作举措和目标任务。在过渡期内,通过优化调整医保扶贫政策,健全防范因病返贫致贫长效机制,统筹完善过渡期和助力乡村振兴战略实施的常态化帮扶政策,扎实推动共同富裕。

《实施方案》提出三方面工作原则:

一是坚持有序调整、平稳过渡。分类调整医保扶贫倾斜政策,在坚持基本医保制度普惠性的同时,增强对困难群众基础性、兜底性保障,巩固拓展医疗保障脱贫攻坚成果。

二是坚持尽力而为、量力而行。稳定实现农村低收入人口应保尽保,健全多层次医疗保障体系,有效防范福利化倾向。

三是坚持分类管理、分层保障。建立因病致贫返贫监测机制,完善脱贫人口的分层、分类管理,精准发挥医疗救助托底保障功能。

三 主要工作举措

一是调整参保缴费资助政策。对脱贫人口参加城乡居民基本医疗保险的个人缴费部分,按照困难程度、身份类别给予分类资助。从筹集 2022 年度城乡居民基本医疗保险费开始,对特困人员给予全额资助,低保对象给予 80%~90% 定额资助;过渡期内,乡村振兴部门认定的返贫致贫人口给予 70%~80% 定额资助,脱贫不稳定和纳入相关部门农村低收入人口监测范围的人口(以下简称"监测人口")给予 50% 定额资助;未纳入农村低收入人口监测范围的稳定脱贫人口逐步转为按规定享受居民医保参保普惠性财政补贴。二是健全参保登记管理机制。各统筹地区民政部门建立特困人员、低保对象等农村低收入人口台账,乡村振兴部门要建立

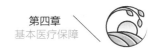

返贫致贫人口、防止返贫致贫监测人口台账,实时或定期分类向医保部门推送,医保信息系统及时做好人员身份标识,落实资助参保、医疗费用救助待遇。

四 主要政策安排

一是分类调整医保倾斜政策。基本医疗保险报销政策对所有参保人员实行公平普惠保障;大病保险报销政策对特困人员、低保对象、返贫致贫人口给予倾斜支付;"351""180"等特殊保障政策转为通过医疗救助实行托底保障。

二是增强基本医保保障功能。基本医保全面实行公平普惠保障,享受统一的基本医疗保险待遇。优化城乡居民基本医疗保险高血压、糖尿病门诊用药保障机制。

三是提高大病保险保障能力。持续巩固完善城乡居民大病保险保障政策,大病保险起付线调整至上年全省居民人均可支配收入的 50% 左右(为 1 万~2 万元),最低合规费用段支付比例稳定在 60% 左右。大病保险对特困人员、低保对象和返贫致贫人口实施倾斜支付,较普通参保居民起付线降低 50%(为 0.5 万~1 万元),报销比例提高 5 个百分点(最低合规费用段支付比例为 65% 左右)、全面取消封顶线。

四是夯实医疗救助托底保障。特困人员、低保对象、返贫致贫人口、监测人口,在参保地定点医疗机构或按规定转诊异地就医发生的合规医疗费用,经基本医疗保险、大病保险等报销后的个人自付部分按规定给予救助。特困人员、低保对象医疗救助不设起付线,救助比例分别不低于80%、75%,返贫致贫人口医疗救助起付线 1 500 元、救助比例不低于70%,监测人口医疗救助起付线 3 000 元、救助比例不低于60%,年度救助限额最高 5 万元。经三重保障制度支付后个人负担仍然较重的,适当给

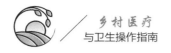
予倾斜救助。

五是建立防范化解因病致贫返贫长效机制。跟进落实精准帮扶措施。稳定脱贫人口和其他普通参保居民中符合条件的大病患者,可依申请享受医疗救助待遇。

(五) 有关工作要求

一是提升医保服务能力。全面实现市域内基本医疗保险、大病保险、医疗救助"一站式服务、一窗口办理、一单制结算"。

二是提高医保保障绩效。推动药品集中带量采购工作制度化、常态化,持续推进医保支付方式改革,保持基金监管高压态势。

三是补齐医疗服务短板。优化城乡医疗服务资源均衡配置,发挥签约家庭医生作用,将符合条件的"互联网+"诊疗服务按程序纳入医保支付范围。

▶ 第五节 基本公共卫生服务补助资金管理

为规范和加强中央财政基本公共卫生服务补助资金管理,提高资金使用效益,根据有关法律法规和政策要求,以及财政部转移支付资金管理相关规定,2019 年财政部、国家卫生健康委、国家医疗保障局、国家中医药管理局联合印发《基本公共卫生服务补助资金管理办法》。

(一) 基本公共卫生服务补助资金概念

基本公共卫生服务补助资金是指通过共同财政事权转移支付方式安排,用于支持各地实施基本公共卫生服务项目的转移支付资金(以下简称"公卫转移支付资金")。公卫转移支付资金实施期限至 2025 年 12 月 31 日。期满前财政部会同国家卫生健康委、国家中医药管理局、国家疾控

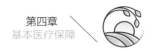

局,根据有关法律、行政法规和国务院相关规定及工作需要,组织开展绩效评估,根据评估结果确定是否延续补助政策及延续期限。

二 基本公共卫生服务项目的范围及内容

其包括0~6岁儿童、孕产妇、老年人、慢性病患者等重点人群健康管理、中医药健康管理、居民健康档案管理、健康教育、预防接种服务、地方病防治、职业病防治及农村妇女"两癌"检查等。

基本公共卫生服务项目的具体内容,由国家卫生健康委会同国家中医药管理局、国家疾控局、财政部,根据深化医药卫生体制改革的有关要求和年度工作任务、卫生健康事业发展规划以及财政预算情况研究确定并进行动态调整。

三 公卫转移支付资金测算及分配原则

国家卫生健康委、国家中医药管理局、国家疾控局负责提供资金测算需要的与业务职能相关的基础数据,并对其准确性、完整性和及时性负责,会同财政部做好全过程绩效管理工作。地方上报单位对材料和数据的真实性和准确性负责。财政部负责审核资金分配建议方案是否突破预算规模,各省(区、市,含兵团)常住人口数、国家基础标准、中央与地方分担比例是否准确,测算公式及结果是否存在技术错误,会同国家卫生健康委、国家中医药管理局、国家疾控局依法下达预算。

公卫转移支付资金按照以下原则分配和管理:一是分级负担,分级管理;二是统筹安排,保障基本;三是讲求绩效,量效挂钩。

四 公卫转移支付资金分配办法

公卫转移支付资金采用因素法分配。分配时主要考虑各地实施基本

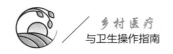
公共卫生服务常住人口数量、国家基础标准、中央与地方分担比例以及绩效等因素。

基本公共卫生服务支出责任实行中央分档分担办法:第一档包括内蒙古、广西、重庆、四川、贵州、云南、西藏、陕西、甘肃、青海、宁夏、新疆12个省(自治区、直辖市),中央分担80%;第二档包括河北、山西、吉林、黑龙江、安徽、江西、河南、湖北、湖南、海南10个省,中央分担60%;第三档包括辽宁、福建、山东3个省,中央分担50%;第四档包括天津、江苏、浙江、广东4个省(直辖市)和大连、宁波、厦门、青岛、深圳5个计划单列市,中央分担30%;第五档包括北京、上海2个直辖市,中央分担10%。新疆生产建设兵团相关经费,中央按80%比例分担。

(五) 公卫转移支付资金使用

根据《实施方案》要求,基本公共卫生服务项目由基层医疗卫生机构和其他承担基本公共卫生服务任务的医疗卫生机构按照相应的服务规范组织实施,公卫转移支付资金按照提供服务的数量和质量支付给相关医疗卫生机构。其中,拨付给基层医疗卫生机构的公卫转移支付资金,由其作为公共卫生服务补助收入,统筹用于提供基本公共卫生服务所需支出,包括人员经费、公用经费等,不得用于基本建设、大型设备购置;拨付给其他相关医疗卫生机构的公卫转移支付资金,用于相关机构提供基本公共卫生服务所需支出,包括需方补助、开展随访管理以及相关工作所需经费,不得用于基本建设、大型设备购置。

(六) 公卫转移支付资金拨付

中央财政每年10月31日前将下一年度公卫转移支付资金预计数提前下达地方,并在全国人大批准预算后30日内正式下达公卫转移支

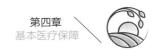

付资金预算。省级财政部门应当在收到中央财政公卫转移支付资金预算30日内正式下达到本行政区域县级以上各级财政部门,并抄送财政部当地监管局。

地方各级财政部门在收到中央财政公卫转移支付资金时,应核对无误后再下达或拨付。如发现问题,应立即报告。不得擅自分配处置存疑的公卫转移支付资金。

七 公卫转移支付资金管理及监督

各级财政、卫生健康、中医药、疾控部门应按照全面实施预算绩效管理的要求,强化绩效目标管理,做好绩效监控和绩效评价,并加强评价结果应用,确保提高公卫转移支付资金配置效率和使用效益。

地方各级财政部门要积极推进政府购买服务,省级卫生健康、中医药、疾控部门要会同财政部门,做好各类基本公共卫生服务项目的成本测算,合理确定购买服务内容、服务标准和采购预算等需求。

各级财政、卫生健康、中医药、疾控部门以及公卫转移支付资金具体使用单位,要按照财政预算和国库管理有关规定,制定资金管理办法,加强资金管理,规范预算执行管理。公卫转移支付资金原则上应在当年执行完毕,年度未支出的公卫转移支付资金按财政部结转结余资金管理有关规定管理。公卫转移支付资金的支付按照国库集中支付制度有关规定执行。资金使用过程中,涉及政府采购的,应当按照政府采购有关法律法规及制度执行。

公卫转移支付资金依法接受财政、审计、监察等部门监督,确保资金安全。各级财政、卫生健康、中医药、疾控部门应切实防范和化解财政风险,强化流程控制、依法合规分配和使用资金,实行不相容岗位(职责)分离控制。

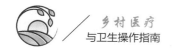

各级财政、卫生健康、中医药、疾控部门及其工作人员在资金分配、监督等管理工作中,存在滥用职权、玩忽职守、徇私舞弊等违法违规行为的,依法追究相应责任。

▶ 第六节　基本药物制度补助资金管理

为加强和规范中央财政支持基层医疗卫生机构实施国家基本药物制度补助资金的分配、使用和管理,按照国家有关法律法规和财政规章制度,国家医疗保障局、国家中医药管理局、财政部、国家卫生健康委于2019年联合印发《基本药物制度补助资金管理办法》。

一　基本药物制度补助资金概念

基本药物制度补助资金,是指通过共同财政事权转移支付方式安排,用于支持基层医疗卫生机构实施国家基本药物制度、推进基层医疗卫生机构综合改革的转移支付资金(以下简称"药物转移支付资金")。药物转移支付资金实施期限至2025年12月31日。期满前财政部会同国家卫生健康委,根据有关法律、行政法规和国务院相关规定及工作需要,组织开展绩效评估,根据评估结果确定是否延续补助政策及延续期限。

二　对象

基层医疗卫生机构,包括城市社区卫生服务中心(站)、乡镇卫生院和村卫生室等机构。

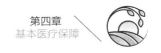

三　药物转移支付资金分配办法

药物转移支付资金采用因素法与项目法相结合的方式分配。采用因素法分配资金时主要考虑服务人口数量、医改工作要求、地方财力状况和绩效等因素。项目法分配的资金采取竞争性评审的方式。各地根据《中共中央　国务院关于实现巩固拓展脱贫攻坚成果同乡村振兴有效衔接的意见》等有关规定,在分配资金时结合实际进一步向脱贫地区倾斜。

四　药物转移支付资金使用及拨付

拨付给基层医疗卫生机构的药物转移支付资金,由其作为实施基本药物制度的收入补助,按照《基层医疗卫生机构财务制度》(财社〔2010〕307号)有关规定使用,不得用于基本建设、大型设备购置。拨付给村卫生室的药物转移支付资金,主要用于乡村医生的收入补助。

第七节　计划生育转移支付资金管理

为规范和加强中央财政计划生育转移支付资金(以下简称"计生转移支付资金")管理,提高资金使用效益,根据相关法律法规和政策要求,及财政部计生转移支付资金管理相关规定,财政部、国家卫生健康委、国家医疗保障局、国家中医药管理局2019年联合印发《计划生育转移支付资金管理办法》。

一　计生转移支付资金概念

计生转移支付资金,是指通过共同财政事权转移支付方式安排,用

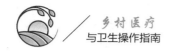

于支持各地实施计划生育服务,对符合规定的人群落实财政补助政策的资金。计生转移支付资金实施期限至 2025 年 12 月 31 日。期满前财政部会同国家卫生健康委,根据有关法律、行政法规和国务院相关规定及工作需要,组织开展绩效评估,根据评估结果确定是否延续补助政策及延续期限。

二 计生转移支付资金范围

计生转移支付资金包括实施农村部分计划生育家庭奖励扶助补助资金、计划生育家庭特别扶助补助资金等。

三 计生转移支付资金使用

各级财政、卫生健康部门要按照财政预算和国库管理有关规定,制定资金管理办法,加强资金管理,规范预算执行管理。计生转移支付资金原则上应在当年执行完毕,年度未支出的计生转移支付资金按财政部结转结余资金管理有关规定管理。

计生转移支付资金应当发放到补助对象个人银行账户,计生转移支付资金的支付按照国库集中支付制度有关规定执行。

▶ 第八节　医疗服务与保障能力
提升补助资金管理

为规范和加强中央财政医疗服务与保障能力提升补助资金管理,提高资金使用的安全性和有效性,根据相关法律法规和政策要求,以及财政部转移支付资金管理相关规定,财政部、国家医保局等联合印发《医疗

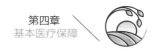

服务与保障能力提升补助资金管理办法》（财社〔2022〕31号）。

一 医疗服务与保障能力提升补助资金概念

医疗服务与保障能力提升补助资金，指通过共同财政事权转移支付方式安排，用于支持医疗服务与保障能力提升方面的转移支付资金（以下简称"医保转移支付资金"）。医保转移支付资金实施期限至2025年12月31日。期满前财政部会同国家卫生健康委，根据有关法律、行政法规和国务院相关规定及工作需要，组织开展绩效评估，根据评估结果确定是否延续补助政策及延续期限。

二 医保转移支付资金使用

重点支持公立医院综合改革、医疗卫生机构能力建设、卫生健康人才培养、医疗保障服务能力建设、中医药事业传承与发展以及其他医改相关工作。

（1）公立医院综合改革方面的转移支付资金主要用于支持公立医院综合改革和高质量发展相关支出。

（2）卫生健康人才培养方面的转移支付资金主要用于：农村订单定向医学生院校培养期间的学费、住宿费和生活补助；住院医师（含专科医师、公共卫生医师）规范化培训学员、助理全科医生培训学员的生活补助、培训教学实践活动、基地教学和考核设施设备购置与更新、培训考核、师资教学补助及师资培训等支出；继续教育培训对象培训期间食宿费、培训教学实践活动、培训考核、师资教学补助及师资培训等支出；派出医师工作补助、全科医生特岗津贴等。

（3）医疗卫生机构能力建设方面的转移支付资金主要用于国家临床重点专科建设及符合条件的医疗机构和公共卫生机构能力建设等支出。

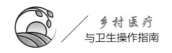

（4）中医药事业传承与发展方面的转移支付资金主要用于中医医疗机构服务能力提升、中医药人才培养、中西医结合和少数民族医药发展、中药质量提升、中医药古籍保护与传统知识整理、中医药文化宣传等支出。

（5）医疗保障服务能力建设方面的转移支付资金重点用于各地医保信息化标准化、基金监管、医保支付方式改革、经办管理服务体系建设、药品和医用耗材集中带量采购、医疗服务价格改革、医保目录实施监管等方面工作。

三 医保转移支付资金分配原则

（1）合理规划，分级管理。

（2）统筹安排，保障基本。

（3）讲求绩效，量效挂钩。

四 医保转移支付资金分配办法

医保转移支付资金采用因素法与项目法相结合的方式分配。项目法分配的资金采取竞争性评审的方式。对深化医药卫生体制改革真抓实干成效明显的省份给予一定额度的奖励性补助。

▶ 第九节 重大传染病防控经费管理

为规范和加强中央财政重大传染病防控经费（以下简称"疾控转移支付资金"）管理，提高资金使用效益，根据相关法律法规和政策要求，以及财政部疾控转移支付资金管理相关规定，制定《重大传染病防控经费管理办法》。

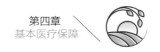

一 疾控转移支付资金的概念

疾控转移支付资金是指用于支持各地实施重大传染病防控的专项补助资金。实施期限至 2023 年 12 月 31 日,期满前财政部会同国家卫生健康委、国家疾控局,根据有关法律、行政法规和国务院相关规定及工作需要,组织开展绩效评估,根据评估结果确定是否延续补助政策及延续期限。

二 重大传染病防控主要内容

重大传染病防控主要包括纳入国家免疫规划的常规免疫及补充免疫,艾滋病、结核病、血吸虫病、包虫病防控,精神心理疾病综合管理、重大慢性病防控管理模式和适宜技术探索、疾病及危害因素监测等全国性或跨区域的重大疾病防控内容。

三 疾控转移支付资金分配原则和管理

（1）合理规划,分级管理。

（2）讲求绩效,量效挂钩。

四 疾控转移支付资金分配办法

疾控转移支付资金采用因素法分配。分配时主要考虑任务量、工作标准和绩效等因素。绩效因素导致疾控转移支付资金额度扣减的,地方财政应予以补齐,确保落实相关工作任务。

五 疾控转移支付资金使用

疾控转移支付资金主要用于符合规定的药品治疗等需方补助和医疗卫生机构开展重大传染病目标人群随访管理、加强实验室建设和设备配置、监测及干预等支出。

第五章 疾病诊疗与慢性病管理

▶ 第一节 居民健康档案管理服务规范

一 服务对象

辖区内常住居民（指居住半年以上的户籍及非户籍居民），以 0~6 岁儿童、孕产妇、老年人、慢性病患者、严重精神障碍患者和肺结核患者等人群为重点。

二 服务内容

1.居民健康档案的内容

居民健康档案内容包括个人基本信息、健康体检、重点人群健康管理记录和其他医疗卫生服务记录。

（1）个人基本信息包括姓名、性别等基础信息和既往史、家族史等基本健康信息。

（2）健康体检包括一般健康检查、生活方式、健康状况及其疾病用药情况、健康评价等。

（3）重点人群健康管理记录包括国家基本公共卫生服务项目要求的 0~6 岁儿童、孕产妇、老年人、慢性病患者、严重精神障碍患者和肺结核患者等各类重点人群的健康管理记录。

(4)其他医疗卫生服务记录包括上述记录之外的其他接诊、转诊、会诊记录等。

2.居民健康档案的建立

(1)辖区居民到乡镇卫生院、村卫生室、社区卫生服务中心(站)接受服务时,由医务人员负责为其建立居民健康档案,并根据其主要健康问题和服务提供情况填写相应记录,同时为服务对象填写并发放居民健康档案信息卡。建立电子健康档案的地区,逐步为服务对象制作发放居民健康卡,替代居民健康档案信息卡,作为电子健康档案进行身份识别和调阅更新的凭证。

(2)通过入户服务(调查)、疾病筛查、健康体检等多种方式,由乡镇卫生院、村卫生室、社区卫生服务中心(站)组织医务人员为居民建立健康档案,并根据其主要健康问题和服务提供情况填写相应记录。

(3)已建立居民电子健康档案信息系统的地区应由乡镇卫生院、村卫生室、社区卫生服务中心(站)通过上述方式为个人建立居民电子健康档案。并按照标准规范上传区域人口健康卫生信息平台,实现电子健康档案数据的规范上报。

(4)将医疗卫生服务过程中填写的健康档案相关记录表单,装入居民健康档案袋统一存放。居民电子健康档案的数据存放在电子健康档案数据中心。

3.居民健康档案的使用

(1)已建档居民到乡镇卫生院、村卫生室、社区卫生服务中心(站)复诊时,在调取其健康档案后,由接诊医生根据复诊情况,及时更新、补充相应记录内容。

(2)入户开展医疗卫生服务时,应事先查阅服务对象的健康档案并

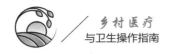
携带相应表单,在服务过程中记录、补充相应内容。已建立电子健康档案信息系统的机构应同时更新电子健康档案。

(3)对于需要转诊、会诊的服务对象,由接诊医生填写转诊、会诊记录。

(4)所有的服务记录由责任医务人员或档案管理人员统一汇总、及时归档。

4.居民健康档案的终止和保存

(1)居民健康档案的终止缘由包括死亡、迁出、失访等,均需记录日期。对于迁出辖区的还要记录迁往地点的基本情况、档案交接记录等。

(2)纸质健康档案应逐步过渡到电子健康档案,纸质和电子健康档案,由健康档案管理单位(即居民死亡或失访前管理其健康档案的单位)参照现有规定中的病历的保存年限、方式负责保存。

三 服务流程

1.确定建档对象
确定建档对象服务流程如图 5-1 所示。

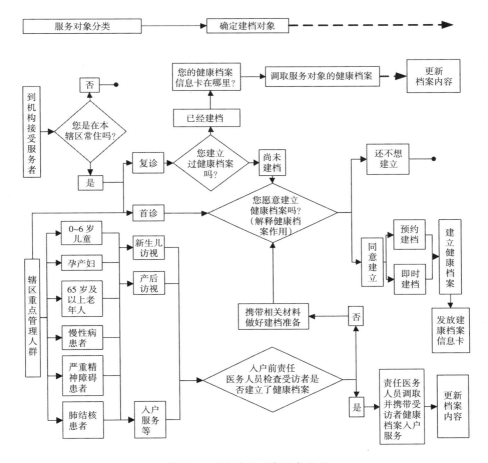

图 5-1　确定建档对象服务流程

（2）居民健康档案管理

居民健康档案管理服务流程如图 5-2 所示。

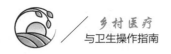

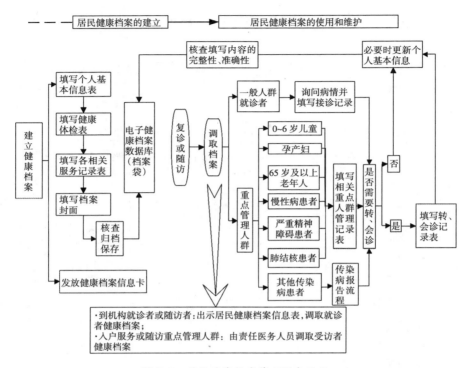

图 5-2　居民健康档案管理服务流程

（四）服务要求

（1）乡镇卫生院、村卫生室、社区卫生服务中心(站)负责首次建立居民健康档案、更新信息、保存档案；其他医疗卫生机构负责将相关医疗卫生服务信息及时汇总、更新至健康档案；各级卫生计生行政部门负责健康档案的监督与管理。

（2）健康档案的建立要遵循自愿与引导相结合的原则，在使用过程中要注意保护服务对象的个人隐私，建立电子健康档案的地区，要注意保护信息系统的数据安全。

（3）乡镇卫生院、村卫生室、社区卫生服务中心(站)应通过多种信息采集方式建立居民健康档案，及时更新健康档案信息。已建立电子健康档案的地区应保证居民接受医疗卫生服务的信息能汇总到电子健康档案中,保持资料的连续性。

(4)统一对居民健康档案进行编码,采用17位编码制,以国家统一的行政区划编码为基础,以村(居)委会为单位,编制居民健康档案唯一编码。同时将建档居民的身份证号作为身份识别码,为在信息平台上实现资源共享奠定基础。

(5)按照国家有关专项服务规范要求记录相关内容,记录内容应齐全完整、真实准确、书写规范、基础内容无缺失。各类检查报告单据和转、会诊的相关记录应粘贴留存归档,如果服务对象需要可提供副本。已建立电子版化验和检查报告单据的机构,化验及检查的报告单据交居民留存。

(6)健康档案管理要具有必需的档案保管设施设备,按照防盗、防晒、防高温、防火、防潮、防尘、防鼠和防虫等要求妥善保管健康档案,指定专(兼)职人员负责健康档案管理工作,保证健康档案完整、安全。电子健康档案应有专(兼)职人员维护。

(7)积极应用中医药方法为居民提供健康服务,记录相关信息纳入健康档案管理。

(8)电子健康档案在建立完善、信息系统开发、信息传输全过程中应遵循国家统一的相关数据标准与规范。电子健康档案信息系统应与新农合、城镇基本医疗保险等医疗保障系统相衔接,逐步实现健康管理数据与医疗信息以及各医疗卫生机构间数据互联互通,实现居民跨机构、跨地域就医行为的信息共享。

(9)对于同一个居民患有多种疾病的,其随访服务记录表可以通过电子健康档案实现信息整合,避免重复询问和录入。

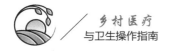
五 工作指标

（1）健康档案建档率=建档人数/辖区内常住居民数×100%。

注：建档指完成健康档案封面和个人基本信息表，其中0~6岁儿童不需要填写个人基本信息表，其基本信息填写在"新生儿家庭访视记录表"上。

（2）电子健康档案建档率=建立电子健康档案人数/辖区内常住居民数×100%。

（3）健康档案使用率=档案中有动态记录的档案份数/档案总份数×100%。

注：有动态记录的档案是指1年内与患者的医疗记录相关联和（或）有符合对应服务规范要求的相关服务记录的健康档案。

第二节 健康教育服务规范

一 服务对象

辖区内常住居民。

二 服务内容

1.健康教育内容

（1）宣传普及《中国公民健康素养——基本知识与技能（2015年版）》。配合有关部门开展公民健康素养促进行动。

（2）对青少年、妇女、老年人、残疾人、0~6岁儿童家长等人群进行健康教育。

（3）开展合理膳食、控制体重、适当运动、心理平衡、改善睡眠、限盐、控烟、限酒、科学就医、合理用药、戒毒等健康生活方式和可干预危险因素的健康教育。

（4）开展心脑血管、呼吸系统、内分泌系统、肿瘤、精神疾病等重点慢性非传染性疾病和结核病、肝炎、艾滋病等重点传染性疾病的健康教育。

（5）开展食品卫生、职业卫生、放射卫生、环境卫生、饮水卫生、学校卫生和计划生育等公共卫生问题的健康教育。

（6）开展突发公共卫生事件应急处置、防灾减灾、家庭急救等健康教育。

（7）宣传普及医疗卫生法律法规及相关政策。

2.服务形式及要求

（1）提供健康教育资料：发放印刷资料、播放音像资料。

（2）设置健康教育宣传栏：乡镇卫生院和社区卫生服务中心宣传栏不少于 2 个，村卫生室和社区卫生服务站宣传栏不少于 1 个，每个宣传栏的面积不小于 2 平方米。宣传栏一般设置在机构的户外、健康教育室、候诊室、输液室或收费大厅的明显位置，宣传栏中心位置距地面 1.5~1.6 米。每个机构每 2 个月最少更换 1 次健康教育宣传栏内容。

（3）开展公众健康咨询活动：利用各种健康主题日或针对辖区重点健康问题，开展健康咨询活动并发放宣传资料。每个乡镇卫生院、社区卫生服务中心每年至少开展 9 次公众健康咨询活动。

（4）举办健康知识讲座：定期举办健康知识讲座，引导居民学习、掌握健康知识及必要的健康技能，促进辖区内居民的身心健康。每个乡镇卫生院和社区卫生服务中心每月至少举办 1 次健康知识讲座，村卫生室和社区卫生服务站每 2 个月至少举办 1 次健康知识讲座。

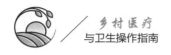
(5)开展个体化健康教育:乡镇卫生院、村卫生室和社区卫生服务中心(站)的医务人员在提供门诊医疗、上门访视等医疗卫生服务时,要开展有针对性的个体化健康知识和健康技能的教育。

三 服务流程

健康教育服务流程如图 5-3 所示。

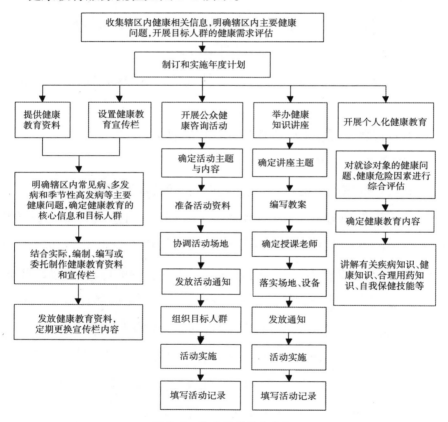

图 5-3 健康教育服务流程

四 服务要求

(1)乡镇卫生院和社区卫生服务中心应配备专(兼)职人员开展健康教育工作,每年接受健康教育专业知识和技能培训不少于 8 学时。树立为全员提供健康教育服务的观念,将健康教育与日常提供的医疗卫生服务结合起来。

(2)具备开展健康教育的场地、设施、设备,并保证设施、设备完好,正常使用。

(3)制订健康教育年度工作计划,保证其可操作性和可实施性。健康教育内容要通俗易懂,并确保其科学性、时效性。健康教育材料可委托专业机构统一设计、制作,有条件的地区,可利用互联网、手机短信等新媒体开展健康教育。

(4)有完整的健康教育活动记录和资料,包括文字、图片、影音文件等,并存档保存。每年做好年度健康教育工作的总结评价。

(5)加强与乡镇政府、街道办事处、村(居)委会、社会团体等辖区其他单位的沟通和协作,共同做好健康教育工作。

(6)充分发挥健康教育专业机构的作用,接受健康教育专业机构的技术指导和考核评估。

(7)充分利用基层卫生和计划生育工作网络和宣传阵地,开展健康教育工作,普及卫生计生政策和健康知识。

(8)运用中医理论知识,在饮食起居、情志调摄、食疗药膳、运动锻炼等方面,对居民开展养生保健知识宣教等中医健康教育,在健康教育印刷资料、音像资料的种类、数量、宣传栏更新次数以及讲座、咨询活动次数等方面,应有一定比例的中医药内容。

五 工作指标

(1)发放健康教育印刷资料的种类和数量。

(2)播放健康教育音像资料的种类、次数和时间。

(3)健康教育宣传栏设置和内容更新情况。

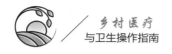
（4）举办健康教育讲座和健康教育咨询活动的次数和参加人数。

▶ 第三节　预防接种服务规范

一　服务对象

辖区内 0~6 岁儿童和其他重点人群。

二　服务内容

1.预防接种管理

（1）及时为辖区内所有居住满 3 个月的 0~6 岁儿童建立预防接种证和预防接种卡（簿）等儿童预防接种档案。

（2）采取预约、通知单、电话、手机短信、网络、广播通知等适宜方式，通知儿童监护人，告知接种疫苗的种类、时间、地点和相关要求。在边远山区、海岛、牧区等交通不便的地区，可采取入户巡回的方式进行预防接种。

（3）每半年对辖区内儿童的预防接种卡（簿）进行 1 次核查和整理，查缺补漏，并及时进行补种。

2.预防接种

根据国家免疫规划疫苗免疫程序，对适龄儿童进行常规接种。在部分省份对重点人群接种出血热疫苗。在重点地区对高危人群实施炭疽疫苗、钩体疫苗应急接种。根据传染病控制需要，开展乙肝、麻疹、脊髓灰质炎等疫苗强化免疫或补充免疫、群体性接种工作和应急接种工作。

（1）接种前的工作。接种工作人员在对儿童接种前应查验儿童预防接种证(卡、簿)或电子档案,核对受种者姓名、性别、出生日期及接种记录,确定本次受种对象、接种疫苗的品种。询问受种者的健康状况以及是否有接种禁忌等,告知受种者或者其监护人所接种疫苗的品种、作用、禁忌、不良反应以及注意事项,可采用书面和(或)口头告知的形式,并如实记录告知和询问的情况。

(2)接种时的工作。接种工作人员在接种操作时再次查验并核对受种者姓名、预防接种证、接种凭证和本次接种的疫苗品种,核对无误后严格按照《预防接种工作规范》规定的接种月(年)龄、接种部位、接种途径、安全注射等要求予以接种。接种工作人员在接种操作时再次进行"三查七对",无误后予以预防接种。三查:检查受种者健康状况和接种禁忌证,查对预防接种卡(簿)与儿童预防接种证,检查疫苗、注射器外观与批号、效期;七对:核对受种对象姓名、年龄,疫苗品名、规格、剂量,接种部位、接种途径。

(3)接种后的工作。告知儿童监护人,受种者在接种后应在留观室观察 30 分钟。接种后及时在预防接种证、卡(簿)上记录,与儿童监护人预约下次接种疫苗的种类、时间和地点。有条件的地区录入计算机并进行网络报告。

3.疑似预防接种异常反应处理

如发现疑似预防接种异常反应,接种人员应按照《全国疑似预防接种异常反应监测方案》的要求进行处理和报告。

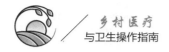

三 服务流程

预防接种服务流程如图 5-4 所示。

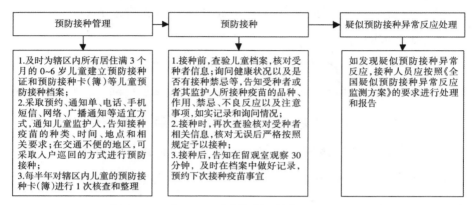

预防接种管理	→	预防接种	→	疑似预防接种异常反应处理

| 1.及时为辖区内所有居住满3个月的0~6岁儿童建立预防接种证和预防接种卡(簿)等儿童预防接种档案；
2.采取预约、通知单、电话、手机短信、网络、广播通知等适宜方式，通知儿童监护人，告知接种疫苗的种类、时间、地点和相关要求；在交通不便的地区，可采取入户巡回的方式进行预防接种；
3.每半年对辖区内儿童的预防接种卡(簿)进行1次核查和整理 | 1.接种前，查验儿童档案，核对受种者信息，询问健康状况以及是否有接种禁忌等，告知受种者或者其监护人所接种疫苗的品种、作用、禁忌、不良反应以及注意事项，如实记录和询问情况；
2.接种时，再次查验核对受种者相关信息，核对无误后严格按照规定予以接种；
3.接种后，告知在留观室观察30分钟，及时在档案中做好记录，预约下次接种疫苗事宜 | 如发现疑似预防接种异常反应，接种人员应按照《全国疑似预防接种异常反应监测方案》的要求进行处理和报告 |

图 5-4 预防接种服务流程

四 服务要求

（1）接种单位必须为区县级卫生计生行政部门指定的预防接种单位，并具备《疫苗储存和运输管理规范》规定的冷藏设施、设备和冷藏保管制度，按照要求进行疫苗的领发和冷链管理，保证疫苗质量。

（2）应按照《疫苗流通和预防接种管理条例》《预防接种工作规范》《全国疑似预防接种异常反应监测方案》等相关规定做好预防接种服务工作，承担预防接种工作的人员应当具备执业医师、执业助理医师、执业护士或者乡村医生资格，并经过县级或以上卫生计生行政部门组织的预防接种专业培训，考核合格后持证方可上岗。

（3）基层医疗卫生机构应积极通过公安、乡镇(街道)、村(居)委会等多种渠道，利用提供其他医疗服务、发放宣传资料、入户排查等方式，向预防接种服务对象或监护人传播相关信息，主动做好辖区内服务对象的发现和管理工作。

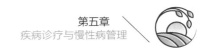

（4）根据预防接种需要，合理安排接种门诊开放频率、开放时间和预约服务的时间，提供便利的接种服务。

五　工作指标

（1）建证率=年度辖区内已建立预防接种证人数/年度辖区内应建立预防接种证人数×100%。

（2）某种疫苗接种率=年度辖区内某种疫苗实际接种人数/年度辖区内某种疫苗应接种人数×100%。

▶ 第四节　0~6岁儿童健康管理服务规范

一　服务对象

辖区内常住的 0~6 岁儿童。

二　服务内容

1.新生儿家庭访视

新生儿出院后 1 周内，医务人员到新生儿家中进行产后访视。了解出生时情况、预防接种情况，在开展新生儿疾病筛查的地区应了解新生儿疾病筛查情况等。观察家居环境，重点询问和观察喂养、睡眠、大小便、黄疸、脐部、口腔发育等情况。为新生儿测量体温，记录出生时体重、身长，进行体格检查，同时建立《母子健康手册》。根据新生儿的具体情况，对家长进行喂养、发育、防病、预防伤害和口腔保健指导。如果发现新生儿未接种卡介苗和第 1 剂乙肝疫苗，提醒家长尽快补种。如果发现新生

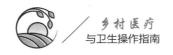

儿未接受新生儿疾病筛查,告知家长到具备筛查条件的医疗保健机构补筛。对于低出生体重、早产、双多胎或有出生缺陷等具有高危因素的新生儿,根据实际情况增加家庭访视次数。

2.新生儿满月健康管理

新生儿出生后28~30天,结合接种乙肝疫苗第二针,在乡镇卫生院、社区卫生服务中心进行随访。重点询问和观察新生儿的喂养、睡眠、大小便、黄疸等情况,对其进行体重、身长、头围测量和体格检查,对家长进行喂养、发育、防病指导。

3.婴幼儿健康管理

满月后的随访服务均应在乡镇卫生院、社区卫生服务中心进行,偏远地区可在村卫生室、社区卫生服务站进行,时间分别在3、6、8、12、18、24、30、36月龄时,共8次。有条件的地区,建议结合儿童预防接种时间增加随访次数。服务内容包括询问上次随访到本次随访之间的婴幼儿喂养、患病等情况,进行体格检查,做生长发育和心理行为发育评估,进行科学喂养(合理膳食)、生长发育、疾病预防、伤害预防、口腔保健等健康指导。在婴幼儿6~8、18、30月龄时分别进行1次血常规(或血红蛋白)检测。在6、12、24、36月龄时使用行为测听法分别进行1次听力筛查。在每次进行预防接种前均要检查有无禁忌证,若无,体检结束后接受预防接种。

4.学龄前儿童健康管理

为4~6岁儿童每年提供一次健康管理服务。散居儿童的健康管理服务应在乡镇卫生院、社区卫生服务中心进行,集居儿童可在托幼机构进行。每次服务内容包括询问上次随访到本次随访之间的膳食、患病等情况,进行体格检查和心理行为发育评估,血常规(或血红蛋白)检测和视力筛查,进行合理膳食、生长发育、疾病预防、伤害预防、口腔保健等健康指导。在每次进行预防接种前均要检查有无禁忌证,若无,体检结束后接

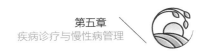

受疫苗接种。

5.健康问题处理

对健康管理中发现的有营养不良、贫血、单纯性肥胖等情况的儿童应当分析其原因,给出指导或转诊的建议。对心理行为发育偏异、口腔发育异常(唇腭裂、诞生牙)、龋齿、视力低下或听力异常儿童应及时转诊并追踪随访转诊后结果。

三 服务流程

0~6 岁儿童健康管理服务流程如图 5-5 所示。

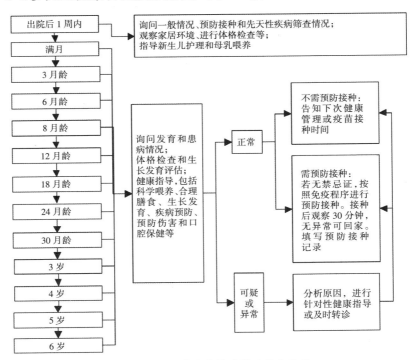

图 5-5　0~6 岁儿童健康管理服务流程

四 服务要求

(1)开展儿童健康管理的乡镇卫生院、村卫生室和社区卫生服务中心

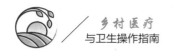
(站)应当具备所需的基本设备和条件。

(2)按照国家儿童保健有关规范的要求进行儿童健康管理,从事儿童健康管理工作的人员(含乡村医生)应取得相应的执业资格,并接受过儿童保健专业技术培训。

(3)乡镇卫生院、村卫生室和社区卫生服务中心(站)应通过妇幼卫生网络、预防接种系统以及日常医疗卫生服务等多种途径掌握辖区中的适龄儿童数,并加强与托幼机构的联系,取得配合,做好儿童的健康管理。

(4)加强宣传,向儿童监护人告知服务内容,使更多的儿童家长愿意接受服务。

(5)儿童健康管理服务在时间上应与预防接种时间相结合。鼓励在儿童每次接受免疫规划范围内的预防接种时,对其进行体重、身长(高)测量,并提供健康指导服务。

(6)每次服务后及时记录相关信息,纳入儿童健康档案。

(7)积极应用中医药方法,为儿童提供生长发育与疾病预防等健康指导。

五 工作指标

(1)新生儿访视率=年度辖区内按照规范要求接受 1 次及以上访视的新生儿人数/年度辖区内新生儿活产数×100%。

(2)儿童健康管理率=年度辖区内接受 1 次及以上随访的 0~6 岁儿童数/年度辖区内 0~6 岁儿童数×100%。

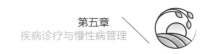

第五节　孕产妇健康管理服务规范

一　服务对象

辖区内常住的孕产妇。

二　服务内容

1.孕早期健康管理

孕 13 周前为孕妇建立《母子健康手册》，并进行第 1 次产前检查。

（1）进行孕早期健康教育和指导。

（2）孕 13 周前由孕妇居住地的乡镇卫生院、社区卫生服务中心建立《母子健康手册》。

（3）孕妇健康状况评估：询问既往史、家族史、个人史等，观察体态、精神等，并进行一般体检、妇科检查和血常规、尿常规、血型、肝功能、肾功能、乙肝五项等检查，有条件的地区建议进行血糖、阴道分泌物、梅毒血清学试验、HIV 抗体检测等实验室检查。

（4）开展孕早期生活方式、心理和营养保健指导，特别要强调避免致畸因素和疾病对胚胎的不良影响，同时告知和督促孕妇进行产前筛查和产前诊断。

（5）根据检查结果填写第 1 次产前检查服务记录表，对具有妊娠危险因素和可能有妊娠禁忌证或严重并发症的孕妇，及时转诊到上级医疗卫生机构，并在 2 周内随访转诊结果。

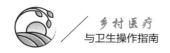
2.孕中期健康管理

（1）进行孕中期（孕16~20周、21~24周各1次）健康教育和指导。

（2）孕妇健康状况评估：通过询问、观察、一般体格检查、产科检查、实验室检查对孕妇健康和胎儿的生长发育状况进行评估，识别需要做产前诊断和需要转诊的高危重点孕妇。

（3）对未发现异常的孕妇，除了进行孕期的生活方式、心理、运动和营养指导外，还应告知和督促孕妇进行预防出生缺陷的产前筛查和产前诊断。

（4）对发现有异常的孕妇，要及时转至上级医疗卫生机构。出现危急征象的孕妇，要立即转上级医疗卫生机构，并在2周内随访转诊结果。

3.孕晚期健康管理

（1）进行孕晚期（孕28~36周、37~40周各1次）健康教育和指导。

（2）开展孕产妇自我监护方法、促进自然分娩、母乳喂养以及孕期并发症、合并症防治指导。

（3）对随访中发现的高危孕妇应根据就诊医疗卫生机构的建议督促其酌情增加随访次数。随访中若发现有高危情况，建议其及时转诊。

4.产后访视

乡镇卫生院、村卫生室和社区卫生服务中心（站）在收到分娩医院转来的产妇分娩信息后应于产妇出院后1周内到产妇家中进行产后访视，进行产褥期健康管理，加强母乳喂养和新生儿护理指导，同时进行新生儿访视。

（1）通过观察、询问和检查，了解产妇一般情况、乳房、子宫、恶露、会阴或腹部伤口恢复等情况。

（2）对产妇进行产褥期保健指导，对母乳喂养困难、产后便秘、痔疮、会阴或腹部伤口等问题进行处理。

（3）发现有产褥感染、产后出血、子宫复旧不佳、妊娠合并症未恢复者以及产后抑郁等问题的产妇，应及时转至上级医疗卫生机构进一步检查、诊断和治疗。

（4）通过观察、询问和检查了解新生儿的基本情况。

5.产后42天健康检查

（1）乡镇卫生院、社区卫生服务中心为正常产妇做产后健康检查，异常产妇到原分娩医疗卫生机构检查。

（2）通过询问、观察、一般体检和妇科检查，必要时进行辅助检查对产妇恢复情况进行评估。

（3）对产妇应进行心理保健、性保健与避孕、预防生殖道感染、纯母乳喂养6个月、产妇和婴幼儿营养等方面的指导。

（三）服务流程

孕产妇健康管理服务流程如图5-6所示。

（四）服务要求

（1）开展孕产妇健康管理的乡镇卫生院和社区卫生服务中心应当具备服务所需的基本设备和条件。

（2）按照国家孕产妇保健有关规范要求，进行孕产妇全程追踪与管理工作，从事孕产妇健康管理服务工作的人员应取得相应的执业资格，并接受过孕产妇保健专业技术培训。

（3）加强与村（居）委会、妇联相关部门的联系，掌握辖区内孕产妇人口信息。

（4）加强宣传，在基层医疗卫生机构公示免费服务内容，使更多的育龄妇女愿意接受服务，提高早孕建册率。

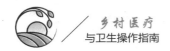

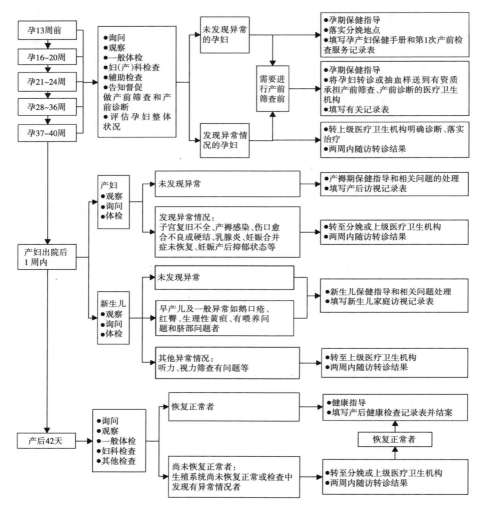

图 5-6 孕产妇健康管理服务流程

（5）每次服务后及时记录相关信息，纳入孕产妇健康档案。

（6）积极运用中医药方法（如饮食起居、情志调摄、食疗药膳、产后康复等），开展孕期、产褥期、哺乳期保健服务。

（7）有助产技术服务资质的基层医疗卫生机构在孕中期和孕晚期对孕产妇各进行 2 次随访。没有助产技术服务资质的基层医疗卫生机构督促孕产妇前往有资质的机构进行相关随访。

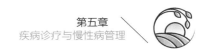

五 工作指标

（1）早孕建册率=辖区内孕 13 周之前建册并进行第一次产前检查的产妇人数/该地该时间段内活产数×100%。

（2）产后访视率=辖区内产妇出院后 28 天内接受过产后访视的产妇人数/该地该时间段内活产数×100%。

▶ 第六节　老年人健康管理服务规范

一 服务对象

辖区内 65 岁及以上常住居民。

二 服务内容

每年为老年人提供 1 次健康管理服务,包括生活方式和健康状况评估、体格检查、辅助检查和健康指导。

（1）生活方式和健康状况评估。通过问诊及老年人健康状态自评了解其基本健康状况、体育锻炼、饮食、吸烟、饮酒、慢性疾病常见症状、既往所患疾病、治疗及目前用药和生活自理能力等情况。

（2）体格检查。其包括体温、脉搏、呼吸、血压、身高、体重、腰围、皮肤、浅表淋巴结、肺部、心脏、腹部等常规体格检查,并对口腔、视力、听力和运动功能等进行粗测判断。

（3）辅助检查。其包括血常规、尿常规、肝功能（血清天门冬氨酸氨基转移酶、血清丙氨酸移基转氨酶和总胆红素）、肾功能（血清肌酐和尿素

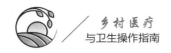

氮)、空腹血糖、血脂(总胆固醇、甘油三酯、低密度脂蛋白胆固醇、高密度脂蛋白胆固醇)、心电图和腹部 B 超(肝、胆、胰、脾)检查。

(4)健康指导。告知评价结果并进行相应健康指导。

①对发现已确诊的原发性高血压和 2 型糖尿病等患者同时开展相应的慢性病患者健康管理。

②对患有其他疾病的(非高血压或糖尿病),应及时治疗或转诊。

③对发现有异常的老年人建议定期复查或向上级医疗机构转诊。

④进行健康生活方式以及疫苗接种、骨质疏松预防、防跌倒措施、意外伤害预防和自救、认知和情感等健康指导。

⑤告知或预约下一次健康管理服务的时间。

三 服务流程

老年人健康管理服务流程如图 5-7 所示。

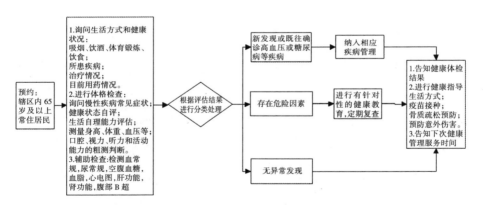

图 5-7　老年人健康管理服务流程

四 服务要求

(1)开展老年人健康管理服务的乡镇卫生院和社区卫生服务中心应当具备服务内容所需的基本设备和条件。

(2)加强与村(居)委会、派出所等相关部门的联系,掌握辖区内老年人口信息变化。加强宣传,告知服务内容,使更多的老年人愿意接受服务。

(3)每次健康检查后及时将相关信息记入健康档案。具体内容详见《居民健康档案管理服务规范》健康体检表。对于已纳入相应慢性病健康管理的老年人,本次健康管理服务可作为一次随访服务。

(4)积极应用中医药方法为老年人提供养生保健、疾病防治等健康指导。

五 工作指标

老年人健康管理率=年内接受健康管理人数/年内辖区内 65 岁及以上常住居民数×100%。

注:接受健康管理是指建立了健康档案,接受了健康体检、健康指导,健康体检表填写完整。

第七节　高血压患者健康管理服务规范

一 服务对象

辖区内 35 岁及以上常住居民中原发性高血压患者。

二 服务内容

1.筛查

(1)对辖区内 35 岁及以上常住居民,每年为其免费测量一次血压(非同日三次测量)。

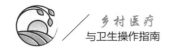

（2）对第一次发现收缩压≥140 mmHg 和（或）舒张压≥90 mmHg 的居民在去除可能引起血压升高的因素后预约其复查，非同日 3 次测量血压均高于正常，可初步诊断为高血压。建议转诊到有条件的上级医院确诊并取得治疗方案，2 周内随访转诊结果，对已确诊的原发性高血压患者纳入高血压患者健康管理。对可疑继发性高血压患者，及时转诊。

（3）如有以下六项指标中的任一项高危因素，建议每半年至少测量 1 次血压，并接受医务人员的生活方式指导：

血压高值（收缩压 130~139 mmHg 和/或舒张压 85~89 mmHg）。

超重或肥胖，和（或）腹型肥胖：超重：28 kg/m²>BMI≥ 24 kg/m²；肥胖：BMI≥28 kg/m²。腰围：男性≥90 cm（2.7 尺），女性≥85 cm（2.6 尺）为腹型肥胖。

高血压家族史（一、二级亲属）。

长期膳食高盐。

长期过量饮酒（每日饮白酒≥100 ml）。

年龄≥55 岁。

2.随访评估

对原发性高血压患者，每年要提供至少 4 次面对面的随访。

（1）测量血压并评估是否存在危急情况，如出现收缩压≥180 mmHg 和（或）舒张压≥110 mmHg；意识改变、剧烈头痛或头晕、恶心呕吐、视物模糊、眼痛、心悸、胸闷、喘憋不能平卧及处于妊娠期或哺乳期同时血压高于正常等危急情况之一，或存在不能处理的其他疾病时，须在处理后紧急转诊。对于紧急转诊者，乡镇卫生院、村卫生室、社区卫生服务中心（站）应在 2 周内主动随访转诊情况。

（2）若不需紧急转诊，询问上次随访到此次随访期间的症状。

（3）测量体重、心率，计算体质指数（BMI）。

（4）询问患者疾病情况和生活方式，包括心脑血管疾病、糖尿病、吸烟、饮酒、运动、摄盐情况等。

（5）了解患者服药情况。

3.分类干预

（1）对血压控制满意（一般高血压患者血压降至 140/90 mmHg 以下；≥65 岁老年高血压患者的血压降至 150/90 mmHg 以下，如果能耐受，可进一步降至 140/90 mmHg 以下；一般糖尿病或慢性肾脏病患者的血压目标可以在 140/90 mmHg 基础上再适当降低）、无药物不良反应、无新并发症或原有并发症无加重的患者，预约下一次随访时间。

（2）对第一次出现血压控制不满意，或出现药物不良反应的患者，结合其服药依从性，必要时增加现用药物剂量、更换或增加不同类的降压药物，2 周内随访。

（3）对连续两次出现血压控制不满意或药物不良反应难以控制以及出现新的并发症或原有并发症加重的患者，建议其转诊到上级医院，2 周内主动随访转诊情况。

（4）对所有患者进行有针对性的健康教育，与患者一起制订生活方式改进目标并在下一次随访时评估进展。告诉患者出现哪些异常时应立即就诊。

4.健康体检

对原发性高血压患者，每年进行 1 次较全面的健康检查，可与随访相结合。内容包括体温、脉搏、呼吸、血压、身高、体重、腰围、皮肤、浅表淋巴结、心脏、肺部、腹部等常规体格检查，并对口腔、视力、听力和运动功能等进行判断。具体内容参照《居民健康档案管理服务规范》健康体检表。

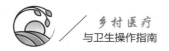
三 服务流程

1.高血压筛查

高血压筛查服务流程如图 5-8 所示。

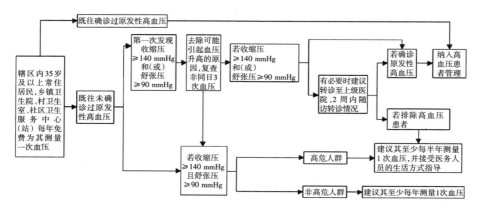

图 5-8 高血压筛查服务流程

2.高血压患者随访

高血压患者随访服务流程如图 5-9 所示。

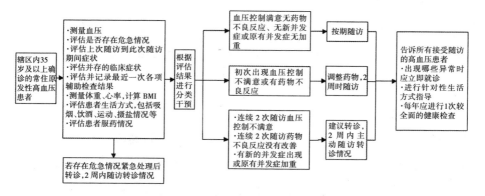

图 5-9 高血压患者随访服务流程

四 服务要求

（1）高血压患者的健康管理由医生负责，应与门诊服务相结合，对未能按照管理要求接受随访的患者，乡镇卫生院、村卫生室、社区卫生服务中心（站）医务人员应主动与患者联系，保证管理的连续性。

（2）随访包括预约患者到门诊就诊、电话追踪和家庭访视等方式。

（3）乡镇卫生院、村卫生室、社区卫生服务中心（站）可通过本地区社区卫生诊断和门诊服务等途径筛查和发现高血压患者。有条件的地区，对人员进行规范培训后，可参考《中国高血压防治指南》对高血压患者进行健康管理。

（4）发挥中医药在改善临床症状、提高生活质量、防治并发症中的特色和作用，积极应用中医药方法开展高血压患者健康管理服务。

（5）加强宣传，告知服务内容，使更多的患者和居民愿意接受服务。

（6）每次提供服务后及时将相关信息记入患者的健康档案。

五 工作指标

（1）高血压患者规范管理率=按照规范要求进行高血压患者健康管理的人数/年内已管理的高血压患者人数×100%。

（2）管理人群血压控制率=年内最近一次随访血压达标人数/年内已管理的高血压患者人数×100%。

注：最近一次随访血压指的是按照规范要求最近一次随访的血压，若失访则判断为未达标，血压控制是指收缩压<140 mmHg 和舒张压<90 mmHg（65 岁及以上患者收缩压<150 mmHg 和舒张压<90 mmHg），即收缩压和舒张压同时达标。

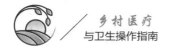
▶ 第八节　2型糖尿病患者健康管理服务规范

一　服务对象

辖区内 35 岁及以上常住居民中 2 型糖尿病患者。

二　服务内容

1.筛查

对工作中发现的 2 型糖尿病高危人群进行有针对性的健康教育,建议其每年至少测量 1 次空腹血糖,并接受医务人员的健康指导。

2.随访评估

对确诊的 2 型糖尿病患者,每年提供 4 次免费空腹血糖检测,至少进行 4 次面对面随访。

(1)测量空腹血糖和血压,并评估是否存在危急情况,如出现血糖≥16.7 毫摩/升或血糖≤3.9 毫摩/升；收缩压≥180 毫米汞柱和/或舒张压≥110 毫米汞柱;意识或行为改变、呼气有烂苹果样丙酮味、心悸、出汗、食欲减退、恶心、呕吐、多饮、多尿、腹痛、有深大呼吸、皮肤潮红;持续性心动过速(心率超过 100 次/分);体温超过 39℃或有其他的突发异常情况,如视力突然骤降、妊娠期及哺乳期血糖高于正常值等危险情况之一,或存在不能处理的其他疾病时,须在处理后紧急转诊。对于紧急转诊者,乡镇卫生院、村卫生室、社区卫生服务中心(站)应在 2 周内主动随访转诊情况。

(2)若不需紧急转诊,询问上次随访到此次随访期间的症状。

（3）测量体重，计算身体质量指数（BMI），检查足背动脉搏动。

（4）询问患者疾病情况和生活方式，包括心脑血管疾病、吸烟、饮酒、运动、主食摄入情况等。

（5）了解患者服药情况。

3.分类干预

（1）对血糖控制满意（空腹血糖值<7.0毫摩/升），无药物不良反应、无新并发症或原有并发症无加重的患者，预约下一次随访。

（2）对第一次出现空腹血糖控制不满意（空腹血糖值≥7.0毫摩/升）或药物不良反应的患者，结合其服药依从情况进行指导，必要时增加现有药物剂量、更换或增加不同种类的降糖药物，2周时随访。

（3）对连续两次出现空腹血糖控制不满意或药物不良反应难以控制以及出现新的并发症或原有并发症加重的患者，建议其转诊到上级医院，2周内主动随访转诊情况。

（4）对所有的患者进行针对性的健康教育，与患者一起制订生活方式改进目标并在下一次随访时评估进展。告诉患者出现哪些异常时应立即就诊。

4.健康体检

对确诊的2型糖尿病患者，每年进行1次较全面的健康体检，体检可与随访相结合。内容包括体温、脉搏、呼吸、血压、空腹血糖、身高、体重、腰围、皮肤、浅表淋巴结、心脏、肺部、腹部等常规体格检查，并对口腔、视力、听力和运动功能等进行判断。具体内容参照《居民健康档案管理服务规范》健康体检表。

（三）服务流程

2型糖尿病患者健康管理服务流程如图5-10所示。

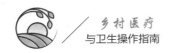

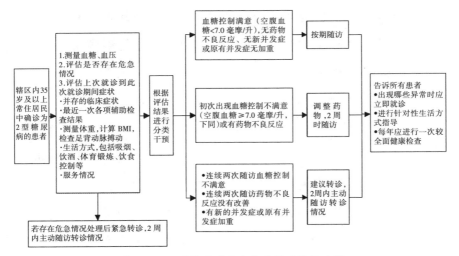

图 5-10　2 型糖尿病患者健康管理服务流程

(四) 服务要求

(1)2 型糖尿病患者的健康管理由医生负责,应与门诊服务相结合,对未能按照健康管理要求接受随访的患者,乡镇卫生院、村卫生室、社区卫生服务中心(站)应主动与患者联系,保证管理的连续性。

(2)随访包括预约患者到门诊就诊、电话追踪和家庭访视等方式。

(3)乡镇卫生院、村卫生室、社区卫生服务中心(站)要通过本地区社区卫生诊断和门诊服务等途径筛查和发现 2 型糖尿病患者,掌握辖区内居民 2 型糖尿病的患病情况。

(4)发挥中医药在改善临床症状、提高生活质量、防治并发症中的特色和作用,积极应用中医药方法开展 2 型糖尿病患者健康管理服务。

(5)加强宣传,告知服务内容,使更多的患者愿意接受服务。

(6)每次提供服务后及时将相关信息记入患者的健康档案。

(五) 工作指标

(1)2 型糖尿病患者规范管理率=按照规范要求进行 2 型糖尿病患者

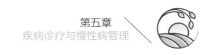

健康管理的人数/年内已管理的 2 型糖尿病患者人数×100%。

（2）管理人群血糖控制率=年内最近一次随访空腹血糖达标人数/年内已管理的 2 型糖尿病患者人数×100%。

注：最近一次随访血糖指的是按照规范要求最近一次随访的血糖，若失访则判断为未达标，空腹血糖达标是指空腹血糖<7 毫摩/升。

第九节　严重精神障碍患者管理服务规范

一　服务对象

辖区内常住居民中诊断明确、在家居住的严重精神障碍患者。其主要包括精神分裂症、分裂情感性障碍、偏执性精神病、双相情感障碍、癫痫所致精神障碍、精神发育迟滞伴发精神障碍。

二　服务内容

1.患者信息管理

在将严重精神障碍患者纳入管理时，需由家属提供或直接转自原承担治疗任务的专业医疗卫生机构的疾病诊疗相关信息，同时对患者进行一次全面评估，为其建立居民健康档案，并按照要求填写严重精神障碍患者个人信息补充表。

2.随访评估

对应管理的严重精神障碍患者每年至少随访 4 次，每次随访应对患者进行危险性评估；检查患者的精神状况，包括感觉、知觉、思维、情感和意志行为、自知力等；询问和评估患者的躯体疾病、社会功能情况、用药

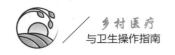
情况及各项实验室检查结果等。其中,危险性评估分为6级。

0级:无符合以下1~5级中的任何行为。

1级:口头威胁,喊叫,但没有打砸行为。

2级:打砸行为,局限在家里,针对财物,能被劝说制止。

3级:明显打砸行为,不分场合,针对财物,不能接受劝说而停止。

4级:持续的打砸行为,不分场合,针对财物或人,不能接受劝说而停止(包括自伤、自杀)。

5级:持械针对人的任何暴力行为,或者纵火、爆炸等行为,无论在家里还是公共场合。

3.分类干预

根据患者的危险性评估分级、社会功能状况、精神症状评估、自知力判断,以及患者是否存在药物不良反应或躯体疾病情况对患者进行分类干预。

(1)病情不稳定患者。若危险性为3~5级或精神症状明显、自知力缺乏、有严重药物不良反应或严重躯体疾病,对症处理后立即转诊到上级医院。必要时报告当地公安部门,2周内了解其治疗情况。对于未能住院或转诊的患者,联系精神专科医师进行相应处置,并在居委会人员、民警的共同协助下,2周内随访。

(2)病情基本稳定患者。若危险性为1~2级,或精神症状、自知力、社会功能状况至少有一方面较差,首先应判断是病情波动或药物疗效不佳,还是伴有药物不良反应或躯体症状恶化,分别采取在规定剂量范围内调整现用药物剂量和查找原因对症治疗的措施,2周时随访;若处理后病情趋于稳定者,可维持目前治疗方案,3个月时随访;未达到稳定者,应请精神专科医师进行技术指导,1个月时随访。

(3)病情稳定患者。若危险性为0级,且精神症状基本消失,自知力基本恢复,社会功能处于一般或良好,无严重药物不良反应,躯体疾病稳定,无其他异常,继续执行上级医院制订的治疗方案,3 个月时随访。

（4）每次随访根据患者病情的控制情况,对患者及其家属进行有针对性的健康教育和生活技能训练等方面的康复指导,对家属提供心理支持和帮助。

4.健康体检

在患者病情许可的情况下,征得监护人和(或)患者本人同意后,每年进行 1 次健康检查,可与随访相结合。内容包括一般体格检查、血压、体重、血常规(含白细胞分类)、转氨酶、血糖、心电图。

三 服务流程

严重精神障碍患者管理服务流程如图 5-11 所示。

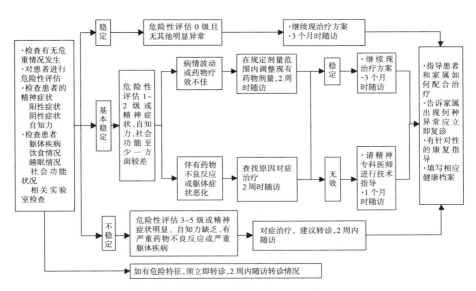

图 5-11　严重精神障碍患者管理服务流程

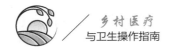
四 服务要求

(1)配备接受过严重精神障碍管理培训的专(兼)职人员,开展本规范规定的健康管理工作。

(2)与相关部门加强联系,及时为辖区内新发现的严重精神障碍患者建立健康档案并根据情况及时更新。

(3)随访包括预约患者到门诊就诊、电话追踪和家庭访视等方式。

(4)加强宣传,鼓励和帮助患者进行社会功能康复训练,指导患者参与社会活动,接受职业训练。

五 工作指标

严重精神障碍患者规范管理率=年内辖区内按照规范要求进行管理的严重精神障碍患者人数/年内辖区内登记在册的确诊严重精神障碍患者人数×100%。

▶ 第十节 肺结核患者健康管理服务规范

一 服务对象

辖区内确诊的常住肺结核患者。

二 服务内容

1.筛查及推介转诊

对辖区内前来就诊的居民或患者,如发现有慢性咳嗽、咳痰≥2周,咯血、血痰,或发热、盗汗、胸痛或不明原因消瘦等肺结核可疑症状者,在鉴别诊断的基础上,填写"双向转诊单"。推荐其到结核病定点医疗机构进行结核病检查。1周内进行电话随访,了解是否前去就诊,督促其及时就医。

2.第一次入户随访

乡镇卫生院、村卫生室、社区卫生服务中心(站)接到上级专业机构管理肺结核患者的通知单后,要在72小时内访视患者,具体内容如下:

(1)确定督导人员,督导人员优先为医务人员,也可为患者家属。若选择家属,则必须对家属进行培训。同时与患者确定服药地点和服药时间。按照化疗方案,告知督导人员患者的"肺结核患者治疗记录卡"或"耐多药肺结核患者服药卡"的填写方法、取药的时间和地点,提醒患者按时取药和复诊。

(2)对患者的居住环境进行评估,告诉患者及家属做好防护工作,防止传染。

(3)对患者及家属进行结核病防治知识宣传教育。

(4)告诉患者出现病情加重、严重不良反应、并发症等异常情况时,要及时就诊。

若72小时内2次访视均未见到患者,则将访视结果向上级专业机构报告。

3.督导服药和随访管理

(1)督导服药:

①医务人员督导:患者服药日,医务人员对患者进行直接面视下督导服药。

②家庭成员督导:患者每次服药要在家属的面视下进行。

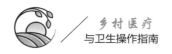
（2）随访评估：对于由医务人员督导的患者，医务人员至少每月记录1次对患者的随访评估结果；对于由家庭成员督导的患者，基层医疗卫生机构要在患者的强化期或注射期内每10天随访1次，继续期或非注射期内每1个月随访1次。评估是否存在危急情况，如有则紧急转诊，2周内主动随访转诊情况。对无须紧急转诊的，了解患者服药情况（包括服药是否规律，是否有不良反应），询问上次随访至此次随访期间的症状。询问其他疾病状况、用药史和生活方式。

（3）分类干预：对于能够按时服药，无不良反应的患者，则继续督导服药，并预约下一次随访时间。患者未按定点医疗机构的医嘱服药，要查明原因。若是不良反应引起的，则转诊；若是其他原因，则要对患者强化健康教育。若患者漏服药时间超过1周，要及时向上级专业机构报告。对出现药物不良反应、并发症或合并症的患者，要立即转诊，2周内随访。提醒并督促患者按时到定点医疗机构进行复诊。

4.结案评估

当患者停止抗结核治疗后，要对其进行结案评估，包括：记录患者停止治疗的时间及原因；对其全程服药管理情况进行评估；收集和上报患者的"肺结核患者治疗记录卡"或"耐多药肺结核患者服药卡"。同时将患者转诊至结核病定点医疗机构进行治疗转归评估，2周内进行电话随访，了解是否前去就诊及确诊结果。

三 服务流程

肺结核患者的筛查与推介转诊、第一次入户随访、督导服药与随访管理服务流程如图5-12~图5-14所示。

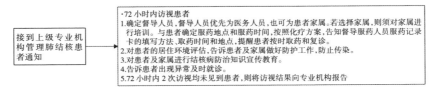

图 5-12　肺结核患者筛查与推介转诊流程

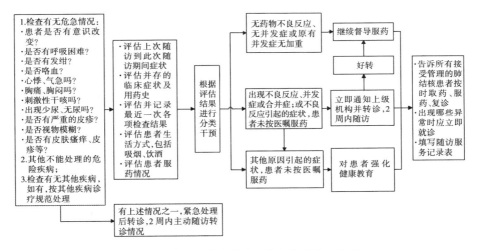

图 5-13　肺结核患者第一次入户随访流程

图 5-14　肺结核患者督导服药与随访管理流程

（四）服务要求

（1）在农村地区，主要由村医开展肺结核患者的健康管理服务。

（2）肺结核患者健康管理医务人员需接受上级专业机构的培训和技术指导。

（3）患者服药后，督导人员按上级专业机构的要求，在患者服完药后在"肺结核患者治疗记录卡"或"耐多药肺结核患者服药卡"中记录服药

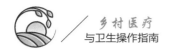

情况。患者完成疗程后,要将"肺结核患者治疗记录卡"或"耐多药肺结核患者服药卡"交上级专业机构留存。

(4)提供服务后及时将相关信息记入"肺结核患者随访服务记录表",每月记入1次,存入患者的健康档案,并将该信息与上级专业机构共享。

(5)管理期间如发现患者从本辖区居住地迁出,要及时向上级专业机构报告。

五 工作指标

(1)肺结核患者管理率:已管理的肺结核患者人数/辖区同期内经上级定点医疗机构确诊并通知基层医疗卫生机构管理的肺结核患者人数×100%。

(2)肺结核患者规则服药率:按照要求规则服药的肺结核患者人数/同期辖区内已完成治疗的肺结核患者人数×100%。

(3)规则服药:在整个疗程中,患者在规定的服药时间实际服药次数占应服药次数的90%以上。

▶ 第十一节　中医药健康管理服务规范

一 服务对象

辖区内65岁及以上常住居民。

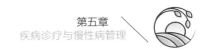

二 服务内容

每年为 65 岁及以上老年人提供 1 次中医药健康管理服务，内容包括中医体质辨识和中医药保健指导。

1.中医体质辨识

按照老年人中医药健康管理服务记录表前 33 项问题采集信息，根据体质判定标准进行体质辨识，并将辨识结果告知服务对象。

2.中医药保健指导

根据不同体质从情志调摄、饮食调养、起居调摄、运动保健、穴位保健等方面进行相应的中医药保健指导。

三 服务流程

65 岁及以上老年人中医药健康管理服务流程如图 5-15 所示。

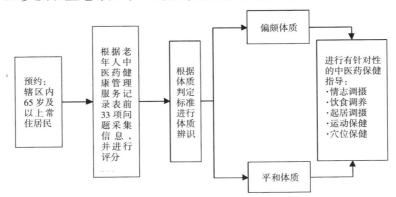

图 5-15　65 岁及以上老年人中医药健康管理服务流程

四 服务要求

（1）开展老年人中医药健康管理服务可结合老年人健康体检和慢性病患者管理及日常诊疗时间。

（2）开展老年人中医药健康管理服务的乡镇卫生院、村卫生室和社

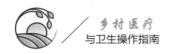
区卫生服务中心(站)应当具备相应的设备和条件。有条件的地区应利用信息化手段开展老年人中医药健康管理服务。

(3)开展老年人中医体质辨识工作的人员应当为接受过老年人中医药知识和技能培训的卫生技术人员。开展老年人中医药保健指导工作的人员应当为中医类别执业(助理)医师或接受过中医药知识和技能专门培训能够提供上述服务的其他类别医师(含乡村医生)。

(4)服务机构要加强与村(居)委会、派出所等相关部门的联系,掌握辖区内老年人口信息变化。

(5)服务机构要加强宣传,告知服务内容,使更多的老年人愿意接受服务。

(6)每次服务后要及时、完整记录相关信息,纳入老年人健康档案。

五 工作指标

老年人中医药健康管理率:年内接受中医药健康管理服务的65岁及以上居民数/年内辖区内65岁及以上常住居民数×100%。

注:接受中医药健康管理是指建立了健康档案,接受了中医体质辨识、中医药保健指导,服务记录表填写完整。

▶ 第十二节 0~36个月婴幼儿中医药健康管理服务规范

一 服务对象

辖区内常住的0~36个月婴幼儿。

二 服务内容

在婴幼儿6、12、18、24、30、36月龄时,对其家长进行婴幼儿中医药健康指导,具体内容包括:

(1)向家长提供婴幼儿中医饮食调养、起居活动指导。

(2)在婴幼儿6、12月龄给家长传授摩腹和捏脊方法,在18、24月龄传授按揉迎香穴、足三里穴的方法,在30、36月龄传授按揉四神聪穴的方法。

三 服务流程

0~36个月婴幼儿中医药健康管理服务流程如图5−16所示。

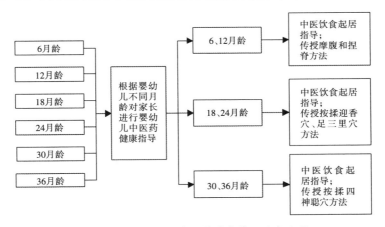

图5−16　0~36个月婴幼儿中医药健康管理服务流程

四 服务要求

(1)开展婴幼儿中医药健康管理服务应当结合婴幼儿健康体检和预防接种的时间。

(2)开展婴幼儿中医药健康管理服务的乡镇卫生院、村卫生室和社区卫生服务中心(站)应当具备相应的设备和条件。

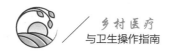
（3）开展婴幼儿中医药健康管理服务的人员应当为中医类别执业（助理）医师，或接受过婴幼儿中医药保健知识和技能培训能够提供上述服务的其他类别医师（含乡村医生）。

（4）服务机构要加强宣传，告知服务内容，提高服务质量，使更多的婴幼儿家长愿意接受服务。

（5）每次服务后要及时记录相关信息，纳入婴幼儿健康档案。

五 工作指标

0~36个月婴幼儿中医药健康管理服务率：年度辖区内按照月龄接受中医药健康管理服务的0~36个月婴幼儿数/年度辖区内应管理的0~36个月婴幼儿数×100%。

▶ 第十三节　传染病及突发公共卫生事件报告和处理服务规范

一 服务对象

辖区内服务人口。

二 服务内容

1.传染病疫情和突发公共卫生事件风险管理

在疾病预防控制机构和其他专业机构指导下，乡镇卫生院、村卫生室和社区卫生服务中心（站）协助开展传染病疫情和突发公共卫生事件风险排查、收集和提供风险信息，参与风险评估和应急预案制（修）订。突发公共卫生事件是指突然发生,造成或者可能造成社会公众健康严重损害的重大传染病疫情、群体性不明原因疾病、重大食物和职业中毒以及其他严重影响公众健康的事件。

2.传染病和突发公共卫生事件的发现、登记

乡镇卫生院、村卫生室和社区卫生服务中心(站)应规范填写分诊记录、门诊日志、入/出院登记本、X线检查和实验室检测结果登记本或由电子病历、电子健康档案自动生成规范的分诊记录、门诊日志、入/出院登记、检测检验和放射登记。首诊医生在诊疗过程中发现传染病患者及疑似患者后,按要求填写《中华人民共和国传染病报告卡》或通过电子病历、电子健康档案自动抽取符合交换文档标准的电子传染病报告卡;如发现或怀疑为突发公共卫生事件,按要求填写《突发公共卫生事件相关信息报告卡》。

3.传染病和突发公共卫生事件相关信息报告

(1)报告程序与方式。具备网络直报条件的机构,在规定时间内进行传染病和/或突发公共卫生事件相关信息的网络直报;不具备网络直报条件的,按相关要求通过电话、传真等方式进行报告,同时向辖区县级疾病预防控制机构报送《中华人民共和国传染病报告卡》和/或《突发公共卫生事件相关信息报告卡》。

(2)报告时限。发现甲类传染病和乙类传染病中的肺炭疽、传染性非典型肺炎、埃博拉出血热、人感染禽流感、寨卡病毒病、黄热病、拉沙热、裂谷热、西尼罗病毒等新发输入传染患者和疑似患者,或发现其他传染病、不明原因疾病暴发和突发公共卫生事件相关信息时,应按有关要求于2小时内报告。发现其他乙、丙类传染病患者,疑似患者和规定报告的传染病病原携带者,应于24小时内报告。

(3)订正报告和补报。发现报告错误,或报告病例转归或诊断情况发

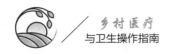
生变化时,应及时对《中华人民共和国传染病报告卡》和/或《突发公共卫生事件相关信息报告卡》等进行订正;对漏报的传染病病例和突发公共卫生事件,应及时进行补报。

4.传染病和突发公共卫生事件的处理

(1)患者医疗救治和管理。按照有关规范要求,对传染病患者、疑似患者采取隔离、医学观察等措施,对突发公共卫生事件伤者进行急救,及时转诊,书写医学记录及其他有关资料并妥善保管,尤其是要按规定做好个人防护和感染控制,严防疫情传播。

(2)传染病密切接触者和健康危害暴露人员的管理。协助开展传染病接触者或其他健康危害暴露人员的追踪、查找,对集中或居家医学观察者提供必要的基本医疗和预防服务。

(3)流行病学调查。协助对本辖区患者、疑似患者和突发公共卫生事件开展流行病学调查,收集和提供患者、密切接触者、其他健康危害暴露人员的相关信息。

(4)疫点疫区处理。做好医疗机构内现场控制、消毒隔离、个人防护、医疗垃圾和污水的处理工作。协助对被污染的场所进行卫生处理,开展杀虫、灭鼠等工作。

(5)应急接种和预防性服药。协助开展应急接种、预防性服药、应急药品和防护用品分发等工作,并提供指导。

(6)宣传教育。根据辖区传染病和突发公共卫生事件的性质和特点,开展相关知识技能和法律法规的宣传教育。

(7)协助上级专业防治机构做好结核病和艾滋病患者的宣传、指导服务以及非住院患者的治疗管理工作,相关技术要求参照有关规定。

三　服务流程

传染病及突发公共卫生事件报告和处理服务流程如图 5-17 所示。

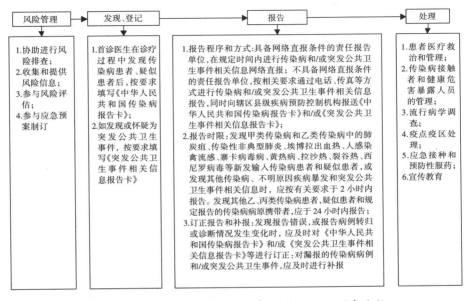

图 5-17　传染病及突发公共卫生事件报告和处理服务流程

四　服务要求

（1）乡镇卫生院、村卫生室和社区卫生服务中心（站）应按照《中华人民共和国传染病防治法》《突发公共卫生事件应急条例》《国家突发公共卫生事件应急预案》等法律法规要求，建立健全传染病和突发公共卫生事件报告管理制度，协助开展传染病和突发公共卫生事件的报告和处置。

（2）乡镇卫生院、村卫生室和社区卫生服务中心（站）要配备专（兼）职人员负责传染病疫情及突发公共卫生事件报告管理工作，定期对工作人员进行相关知识和技能的培训。

（3）乡镇卫生院、村卫生室和社区卫生服务中心（站）要做好相关服务

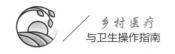

记录,《中华人民共和国传染病报告卡》和《突发公共卫生事件相关信息报告卡》应至少保留 3 年。

五 工作指标

（1）传染病疫情报告率=网络报告的传染病病例数/登记传染病病例数×100%。

（2）传染病疫情报告及时率=报告及时的病例数/报告传染病病例数×100%。

（3）突发公共卫生事件相关信息报告率=及时报告的突发公共卫生事件相关信息数/报告突发公共卫生事件相关信息数×100%。

▶ 第十四节 卫生计生监督协管服务规范

一 服务对象

辖区内居民。

二 服务内容

1.食源性疾病及相关信息报告

发现或怀疑有食源性疾病、食品污染等对人体健康造成危害或可能造成危害的线索和事件,及时报告。

2.饮用水卫生安全巡查

协助卫生计生监督执法机构对农村集中式供水、城市二次供水和学校供水进行巡查,协助开展饮用水水质抽检服务,发现异常情况及时报

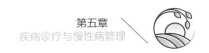

告;协助有关专业机构对供水单位从业人员开展业务培训。

3.学校卫生服务

协助卫生计生监督执法机构定期对学校传染病防控开展巡访,发现问题隐患及时报告;指导学校设立卫生宣传栏,协助开展学生健康教育。协助有关专业机构对校医(保健教师)开展业务培训。

4.非法行医和非法采供血信息报告

协助卫生计生监督执法机构定期对辖区内非法行医、非法采供血开展巡访,发现相关信息及时向卫生计生监督执法机构报告。

5.计划生育相关信息报告

协助卫生计生监督执法机构定期对辖区内计划生育机构计划生育工作进行巡查,协助其对辖区内与计划生育相关的活动开展巡访,发现相关信息及时报告。

三 服务流程

卫生计生监督协管服务流程如图 5-18 所示。

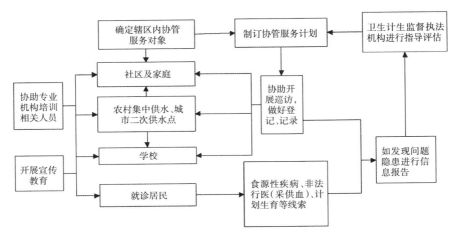

图 5-18　卫生计生监督协管服务流程

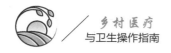
四 服务要求

（1）县（区）级卫生计生行政部门要建立健全各项协管工作制度和管理规定，为基层医疗卫生机构开展卫生计生监督协管工作创造良好的条件。

（2）县（区）卫生计生监督执法机构要采用在乡镇、社区设派出机构或派出人员等多种方式，加强对基层医疗卫生机构开展卫生计生监督协管的指导、培训并参与考核评估。

（3）乡镇卫生院、社区卫生服务中心要建立健全卫生计生监督协管服务有关工作制度，配备专（兼）职人员负责卫生计生监督协管服务工作，明确责任分工。有条件的地区可以实行零报告制度。

（4）按照国家法律、法规及有关管理规范的要求提供卫生计生监督协管服务，及时做好相关工作记录，记录内容应齐全完整、真实准确、书写规范。

五 工作指标

（1）卫生计生监督协管信息报告率：报告的事件或线索次数/发现的事件或线索次数×100%。

注：报告的事件或线索包括食源性疾病、饮用水卫生安全、学校卫生、非法行医和非法采供血、计划生育。

（2）协助开展的食源性疾病、饮用水卫生安全、学校卫生、非法行医和非法采供血、计划生育实地巡查次数。

第六章

基层卫生健康便民惠民服务举措

为深入学习贯彻党的二十大精神,结合学习贯彻习近平新时代中国特色社会主义思想主题教育,聚焦群众急难愁盼问题,真心实意为群众办好事、解难题,切实提升群众在基层医疗卫生机构获得基本医疗和卫生健康服务的便利度和服务质量,国家卫生健康委办公厅印发《基层卫生健康便民惠民服务举措》。《基层卫生健康便民惠民服务举措》围绕方便居民就医、优化服务提供、简化就医流程、改善服务体验、做好慢性病管理、提升签约感受6个方面,提出10条具体措施。

(1)预约号源向基层下沉。紧密型城市医疗集团和紧密型县域医共体牵头的三级、二级医院预留至少20%的门诊号源优先向辖区基层医疗卫生机构开放,由基层医疗卫生机构为辖区常住居民提供上级医院专科门诊预约服务。充分发挥家庭医生在预约转诊、检查、住院床位等方面的作用,并推动不同机构间检查及检验结果互认共享。

(2)推进中高级职称医师值守门诊。根据群众需求,提升门诊服务质量和首诊水平。社区卫生服务中心、乡镇卫生院应通过内部挖潜、合理调配人力以及县(区)级卫生健康行政部门统筹二、三级医院、县域医共体(医联体、医疗集团)资源等方式做到每周至少3个工作日有一名主治医师或副主任医师职称以上临床专业技术人员在机构值守门诊服务,解决群众就诊中的专业问题,促进分级诊疗和基层首诊。在中西部脱贫县的乡镇卫生院可根据实际通过远程诊疗等方式予以实现。

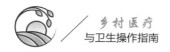
（3）方便居民配药开药。社区卫生服务中心、乡镇卫生院全面实施高血压、糖尿病两种慢性病长期处方服务，为病情稳定的患者开具4~12周长期处方，并逐步扩大慢性病病种覆盖范围。在确保信息真实和用药安全的前提下，对高龄、卧床等行动不便的慢性病签约患者，经患者本人授权后可由家属代开药。

（4）加强与签约居民的联系。强化家庭医生和签约居民的联系，通过电话、微信、短信或区域家庭医生签约服务信息平台每季度至少联络一次。对重点签约居民按照基本公共卫生服务规范和签约包服务内容开展相应频次的随访、履约服务。

（5）深化"一老一小"健康管理服务。基层医疗卫生机构建立并及时更新辖区65岁及以上重点人群健康服务台账，加强主动联系和动态服务，根据健康需求及时做好转诊转介。社区卫生服务中心、乡镇卫生院设置老年人友好服务岗位或窗口，为老年人提供便利就医咨询、导诊以及自助信息设备、手机终端等协助办理服务。将0~6岁儿童健康管理纳入家庭医生签约服务。

（6）延长城市社区门诊服务时间。在无急诊服务且诊疗量较大的城市社区卫生服务中心实行工作日门诊延时服务1~3小时，或酌情在节假日，周六、周日等增加门诊服务时间，方便社区居民尤其是上班、上学等人群在家门口就近获得基本医疗、慢性病配药、家医签约、健康咨询等服务。对延时服务的工作人员给予必要的补休、轮休或补助。

（7）推行"先诊疗、后结算"。在社区卫生服务中心、乡镇卫生院全面推行辖区常住或参加基本医保的居民门急诊、住院就医过程中"先诊疗、后结算"一站式服务方式，提供多种付费渠道和结算方式。支持村卫生室通过实行乡村一体化管理等多种方式纳入当地医保定点管理，方便群众就近看病开药。

（8）提供周末疫苗接种。社区卫生服务中心、乡镇卫生院疫苗接种门诊全面推行预防接种分时段预约，开展预约周末疫苗接种服务。接种门诊结合服务能力、辖区居民服务需求、日常作息时间等合理分配周末预约号源，对工作人员合理安排值班和轮休。

（9）为糖尿病、高脂血症、高血压等慢性病患者提供运动、饮食处方或建议。城乡基层医疗卫生机构为首次诊断或处于 2 型糖尿病、高脂血症、高血压初期的慢性病患者提供运动健身、饮食营养等非药物处方和戒烟、限酒、"三减（减油、减盐、减糖）"等建议，帮助其通过适量运动、健康饮食等方式控制肥胖等危险因素，恢复并保持健康状态。

（10）改善就医服务环境。在社区卫生服务中心、乡镇卫生院推行"一人一诊室"，保护患者隐私，维护就医秩序。设置和完善机构内就诊指南及路径标识，方便群众就医。提供轮椅、座椅服务，加强环境整治和卫生间清洁工作，保持就医环境干净整洁，门诊公共卫生间要做到"两有一无"，即有流动水洗手、有洗手液（皂）、无异味。

第七章

基层医疗卫生机构绩效评价

加强基层医疗卫生机构服务能力建设和评价是"十四五"时期的一项重点工作。国家卫生健康委办公厅、国家中医药管理局办公室制定出台《关于加强基层医疗卫生机构绩效考核的指导意见(试行)》(国卫办基层发〔2020〕9号)要求,将开展基层医疗卫生机构绩效评价工作作为落实"以基层为重点"的新时代党的卫生健康工作方针要求的重要手段,充分发挥绩效评价的导向作用,提高基层医疗卫生机构服务能力和效率。

一 开展国家级绩效评价

2022年起,国家卫生健康委、国家中医药管理局将结合"优质服务基层行"活动,组织开展基层医疗卫生机构发展和服务绩效评价,评价范围为截至上一年年底达到服务能力推荐标准的乡镇卫生院和社区卫生服务中心,评价具体工作将分别由中国农村卫生协会、中国社区卫生协会按照《基层医疗卫生机构发展和服务国家级绩效评价方案(2022)》(见附件)开展。

二 发挥设区的市级卫生健康行政部门绩效评价作用

设区的市级卫生健康行政部门、中医药主管部门要根据当地实际,对本地所有乡镇卫生院和社区卫生服务中心组织开展绩效评价排名工作。省级卫生健康行政部门要加强对设区的市级卫生健康行政部门开展绩效评价工作的指导,并组织开展本省(自治区、直辖市)基层医疗卫生机构绩效评价工作,评价范围为达到服务能力推荐标准和基本标准的乡镇卫生院和社区卫生服务中心,逐步实现绩效评价机构全覆盖。

三 加强绩效评价结果应用

国家卫生健康委将以适当形式发布国家级绩效评价结果,会同相关部门研究把各省份基层医疗卫生机构绩效评价工作开展情况作为国家基本药物制度补助项目等资金的绩效分配因素。地方各级卫生健康行政部门、中医药主管部门要主动将绩效评价结果通报相关部门,供相关部门参考,发挥绩效评价激励先进、鞭策后进的作用。

附件:

基层医疗卫生机构发展和服务国家级绩效评价方案(2022)

为做好基层医疗卫生机构发展和服务绩效评价工作,发挥评价激励导向作用,制订本评价方案。

一、评价范围和指标

(一)评价范围。截至上一年年底,在"优质服务基层行"活动中,达到服务能力推荐标准的乡镇卫生院和社区卫生服务中心。对评价前一年发生过经鉴定定性为二级及以上负主要责任医疗事故或发生网络不良舆情的机构,取消当年参加绩效评价的资格。

(二)评价指标及权重。从发展和服务的角度,立足能够反映出基层医疗卫生机构能力强、服务优、效率高,突出机构功能定位,结合当前和今后一个时期的重点工作,同时考虑不同地区之间评价指标结果的可比性,尽可能从现有的针对基层医疗卫生机构的有关统计指标中选取,确定21个评价指标及权重,详见表1。

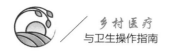

表1 乡镇卫生院/社区卫生服务中心发展和服务评价指标

指 标	指标计算及说明	权重（总计100）
1.诊疗人次数	【计算方法】 诊疗人次数＝年度诊疗人次数； 【数据来源】卫生健康统计年报	8
2.诊疗人次增长率	【计算方法】 诊疗人次增长率＝（本年度诊疗人次数－上年度诊疗人次数）/上年度诊疗人次数×100%； 【数据来源】卫生健康统计年报	6
3.中医诊疗人次占比	【计算方法】 中医诊疗人次占比＝中医诊疗人次数/总诊疗人次数×100%； 【数据来源】卫生健康统计年报、中医医疗管理统计年报	3
4.门诊中医非药物疗法诊疗人次	【计算方法】 门诊中医非药物疗法诊疗人次＝本年度门诊中医非药物疗法诊疗人次； 【数据来源】卫生健康统计年报、基层医疗卫生机构信息系统或其他数据来源	4
5.出院人数	【计算方法】 出院人数＝年度出院人数； 【数据来源】卫生健康统计年报	6
6.病床使用率	【计算方法】 病床使用率＝实际占用总床日数/实际开放总床日数×100%； 【数据来源】卫生健康统计年报	5
7.65岁及以上老年人城乡社区规范健康管理服务率	【计算方法】 65岁及以上老年人城乡社区规范健康管理服务率＝65岁及以上老年人城乡社区规范健康管理服务人数/辖区内65岁及以上常住居民数×100%； 【数据来源】基层医疗卫生机构信息系统或其他数据来源	3

续表

指　标	指标计算及说明	权重（总计100）
8.高血压患者基层规范管理服务率	【计算方法】 高血压患者基层规范管理服务率＝在基层医疗卫生机构按照规范要求提供高血压患者健康管理服务的人数/年内辖区内已管理的高血压患者人数×100%； 【数据来源】基层医疗卫生机构信息系统或其他数据来源	2
9.管理人群血压控制率	【计算方法】 管理人群血压控制率＝最近一次随访血压达标人数/年内已管理的高血压患者人数×100%； 【数据来源】基层医疗卫生机构信息系统或其他数据来源	3
10.2型糖尿病患者基层规范管理服务率	【计算方法】 2型糖尿病患者基层规范管理服务率＝在基层医疗卫生机构按照规范要求提供2型糖尿病患者健康管理服务的人数/年内辖区内已管理的2型糖尿病患者人数×100%； 【数据来源】基层医疗卫生机构信息系统或其他数据来源	2
11.管理人群血糖控制率	【计算方法】 管理人群血糖控制率＝年内最近一次随访空腹血糖达标人数/年内已管理的2型糖尿病患者人数×100%； 【数据来源】基层医疗卫生机构信息系统或其他数据来源	3
12.严重精神障碍患者规范管理率	【计算方法】 严重精神障碍患者规范管理率＝年内辖区内按照规范要求进行管理的严重精神障碍患者人数/年内辖区内登记在册的确诊严重精神障碍患者人数×100%； 【数据来源】严重精神障碍患者管理信息系统	3
13.家庭医生签约服务全人群覆盖率	【计算方法】 家庭医生签约服务全人群覆盖率＝签约居民人数/年末服务人口数×100%； 【数据来源】基层医疗卫生机构	7

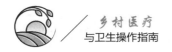
续表

指　标	指标计算及说明	权重（总计100）
14. 医师日均担负诊疗人次	【计算方法】 医师日均担负诊疗人次＝诊疗人次数/平均医师人数/251； 【数据来源】卫生健康统计年报	7
15. 医疗服务收入占比（不含药品、耗材、检查检验收入）	【计算方法】医疗服务收入占比＝医疗服务收入（不含药品、耗材、检查检验收入）/医疗收入×100%； 【数据来源】卫生健康财务年报	7
16. 每职工平均本期盈余（不含具有限定用途的项目资金盈余）	【计算方法】每职工平均本期盈余（不含具有限定用途的项目资金盈余）＝{本期收入－本期费用（本期支出）}/平均职工人数； 【数据来源】卫生健康财务年报或其他数据来源	6
17. 人员支出占业务支出比例	【计算方法】人员支出占业务支出比例（即卫生健康财务年报表当中的人员费用占费用总额的比例）＝人员支出/业务支出×100%； 【数据来源】卫生健康财务年报	6
18. 执业医师占比	【计算方法】 执业医师占比＝年末执业医师数/在岗职工人数×100%； 【数据来源】卫生健康统计年报	6
19. 医护比	【计算方法】医护比＝年末执业（助理）医师数/年末注册护士数； 【数据来源】卫生健康统计年报	4
20. 中医类别医师占比	【计算方法】中医类别医师占比＝中医类别执业（助理）医师数/同期基层医疗卫生机构执业（助理）医师数； 【数据来源】卫生健康统计年报、中医医疗管理统计年报	5
21. 高级职称卫生技术人员占比	【计算方法】 高级职称卫生技术人员占比＝高级职称的卫生技术人员数/同期卫生技术人员总数×100%； 【数据来源】卫生健康统计年报	4

注：不提供住院服务的机构，相应指标计 0 分。

二、指标分类

（一）指标分类。指标分为区间指标和极大值指标,具体见表2。

表2　绩效评价指标分类

指　　标	指标类型	具体值或范围
1.诊疗人次数	区间指标	10%～90%百分位数
2.诊疗人次增长率	区间指标	10%～90%百分位数
3.中医诊疗人次占比	极大值指标	90%百分位数
4.门诊中医非药物疗法诊疗人次	极大值指标	90%百分位数
5.出院人数	区间指标	10%～90%百分位数
6.病床使用率	极大值指标	90%百分位数
7.65岁及以上老年人城乡社区规范健康管理服务率	极大值指标	90%百分位数
8.高血压患者基层规范管理服务率	极大值指标	90%百分位数
9.管理人群血压控制率	极大值指标	90%百分位数
10.2型糖尿病患者基层规范管理服务率	极大值指标	90%百分位数
11.管理人群血糖控制率	极大值指标	90%百分位数
12.严重精神障碍患者规范管理率	极大值指标	90%百分位数
13.家庭医生签约服务全人群覆盖率	极大值指标	90%百分位数
14.医师日均担负诊疗人次	区间指标	10%～90%百分位数
15.医疗服务收入占比(不含药品、耗材、检查检验收入)	极大值指标	90%百分位数
16.每职工平均本期盈余(不含具有限定用途的项目资金盈余)	极大值指标	90%百分位数
17.人员支出占业务支出比例	区间指标	10%～90%百分位数
18.执业医师占比	极大值指标	90%百分位数
19.医护比	区间指标	10%～90%百分位数
20.中医类别医师占比	极大值指标	90%百分位数
21.高级职称卫生技术人员占比	极大值指标	90%百分位数

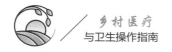
（二）计分规则。

1.区间类指标计分规则。分别计算90%上限和10%下限对应的指标值，如果某一区间类指标实际值低于10%的下限值，按50分计算得分；如高于90%的上限值，计为100分。如果指标值介于90%上限和10%下限之间，则根据该指标实际值，按照"等距函数"的计分规则计算得分，计算公式如下。

$$Y=50\times\frac{|实际值-区间下限|}{|区间上限-区间下限|}+50$$

以2020年乡镇卫生院诊疗人次增长率为例：

（1）建立乡镇卫生院诊疗人次增长率数据库；

（2）计算乡镇卫生院诊疗人次增长率的第10百分位数P10和第90百分位数P90；P10作为区间下限，P90作为区间上限；本次利用2020年各乡镇卫生院诊疗人次增长率计算：P10=-26.2%，P90=3.1%；

（3）2020年某乡镇卫生院增长率为-4.6%（实际值），将数据带入公式
$Y=50\times\frac{|-4.6-(-26.2)|}{|3.1-(-26.2)|}+50=86.9$，该乡镇卫生院诊疗人次增长率得分86.9
分，乘以权重，即为该指标得分。

2.极大值指标计分规则。如果指标实际值为最差值，按50分计算得分，如果指标实际值高于极大值（一般为90%百分位数对应的指标值），则计为100分；如果指标值介于极大值和最差值之间，则根据该指标实际值，按照"等距函数"计分规则计算得分，计算公式如下。

$$Y=50\times\frac{|实际值-最差值|}{|极大值-最差值|}+50$$

以2020年乡镇卫生院老年人健康管理率为例：

（1）建立乡镇卫生院老年人健康管理率数据库；

（2）计算乡镇卫生院老年人健康管理率的最小值和第 90 百分位数 P90；将最小值作为最差值，P90 作为极大值，利用 2020 年各乡镇卫生院老年人健康管理率计算最小值=61.5%，P90=87.1%；

（3）2020 年某乡镇卫生院老年人健康管理率为 75.9%（实际值），将数据带入公式 $Y=50\times\dfrac{|75.9-61.5|}{|87.1-61.5|}+50=78.1$，该乡镇卫生院老年人健康管理率得分 78.1 分，乘以权重，即为该指标得分。

三、指标数据报送与评价

（一）数据报送。评价指标数据由乡镇卫生院、社区卫生服务中心于每年 8 月底前通过"优质服务基层行"活动申报系统报送。2022 年评价指标数据请于 12 月 15 日前报送。

（二）机构评价。中国农村卫生协会、中国社区卫生协会分别承担对乡镇卫生院和社区卫生服务中心的评价工作，结合"优质服务基层行"活动现场一致性复核工作，对机构报送的数据进行复核。